高职高专药学类专业实训教材

人体解剖生理学实训

主　编　褚世居
副主编　安　梅

编　者（以姓氏笔画为序）
王　杰（亳州职业技术学院）
江增宏（合肥职业技术学院）
安　梅（安徽医学高等专科学校）
张　磊（皖西卫生职业学院）
褚世居（合肥职业技术学院）

东南大学出版社
SOUTHEAST UNIVERSITY PRESS
·南京·

图书在版编目(CIP)数据

人体解剖生理学实训 / 褚世居主编 . —南京:东南大学出版社,2013.6(2014.8 重印)

高职高专药学类专业实训教材 / 王润霞主编

ISBN 978 - 7 - 5641 - 4290 - 2

Ⅰ.①人…　Ⅱ.①褚…　Ⅲ.①人体解剖学 – 人体生理学 – 高等职业教育 – 教材　Ⅳ.①R324

中国版本图书馆 CIP 数据核字(2013)第 125579 号

人体解剖生理学实训

出版发行	东南大学出版社	
出 版 人	江建中	
社　　址	南京市四牌楼 2 号	
邮　　编	210096	
经　　销	江苏省新华书店	
印　　刷	南京工大印务有限公司	
开　　本	787mm×1 092mm　1/16	
印　　张	7.25	
字　　数	180 千字	
版　　次	2013 年 6 月第 1 版　2014 年 8 月第 2 次印刷	
书　　号	ISBN 978 - 7 - 5641 - 4290 - 2	
定　　价	18.00 元	

高职高专药学类专业实训教材编审委员会
成 员 名 单

序

　　《教育部关于十二五职业教育教材建设的若干意见》【教职成（2012）】9号文中指出："加强教材建设是提高职业教育人才培养质量的关键环节，职业教育教材是全面实施素质教育，按照德育为先、能力为重、全面发展、系统培养的要求，培养学生职业道德、职业技能、就业创业和继续学习能力的重要载体。加强教材建设是深化职业教育教学改革的有效途径，推进人才培养模式改革的重要条件，推动中高职协调发展的基础工程，对促进现代化职业教育体系建设、切实提高职业教育人才培养质量具有十分重要的作用。"按照教育部的指示精神，在安徽省教育厅的领导下，安徽省示范性高等职业技术院校合作委员会（A联盟）医药卫生类专业协作组组织全省10余所有关院校编写了《高职高专药学类实训系列教材》（共16本）和《高职高专护理类实训系列教材》（13）本，旨在改革高职高专药学类专业和护理类专业人才培养模式，加强对学生实践能力和职业技能的培养，使学生毕业后能够很快地适应生产岗位和护理岗位的工作。

　　这两套实训教材的共同特点是：

　　1. 吸收了相关行业企业人员参加编写，体现行业发展要求，与职业标准和岗位要求对接，行业特点鲜明。

　　2. 根据生产企业典型产品的生产流程设计实验项目。每个项目的选取严格参照职业岗位标准，每个项目在实施过程中模拟职场化。护理专业实训分基础护理和专业护理，每项护理操作严格按照护理操作规程进行。

　　3. 每个项目以某一操作技术为核心，以基础技能和拓展技能为依托，整合教学内容，使内容编排有利于实施以项目导向为引领的实训教学改革，从而强化了学生的职业能力和自主学习能力。

　　4. 每本书在编写过程中，为了实现理论与实践有效地结合，使之更具有实践性，还邀请深度合作的制药公司、药物研究所、药物试验基地和具有丰富临床护理经验的行业专家参加指导和编写。

5. 这两套实训教材融合实训要求和岗位标准使之一体化,"教、学、做"相结合。在具体安排实训时,可根据各个学校的教学条件灵活采用书中体验式教学模式组织实训教学,使学生在"做中学",在"学中做";也可按照实训操作任务,以案例式教学模式组织教学。

成功组织出版这两套教材是我们通过编写教材促进高职教育改革、提高教学质量的一次尝试,也是安徽省高职教育分类管理和抱团发展的一项改革成果。我相信通过这次教材的出版将会大大推动高职教育改革,提高实训质量,提高教师的实训水平。由于编写成套的实训教材是我们的首次尝试,一定存在许多不足之处,希望使用这两套实训教材的广大师生和读者给予批评指正,我们会根据读者的意见和行业发展的需要及时组织修订,不断提高教材质量。

在教材编写过程中,安徽省教育厅的领导给予了具体指导和帮助,A联盟成员各学校及其他兄弟院校、东南大学出版社都给予大力支持,在此一并表示诚挚的谢意。

安徽省示范性高等职业技术院校合作委员会

医药卫生协作组

前　言

　　本书是高职、高专药学专业《人体解剖生理学实训》教材，根据 2013 年 1 月 18 日半汤会议精神，教材的编写内容应从高职高专职业教育的需求出发，紧紧围绕培养目标的就业和执业考试的实际需要，来确定内容的深度与广度。本书具有如下特色：①紧扣培养目标，着眼于培养实用性、技能型高级护理专门人才。其内容本着"基本、必需、够用、实用"和"精理论、强实践，精基础"的原则进行精简融合和优化，适当地介绍了国内、外本学科研究的新知识，新技术、新方法。②本教材共有 5 位具有多年教学经验的教师们共同编写。本书最大特点是贴近实际，贴近专业，图文并茂，并把解剖学内容和生理学内容有机地融合在一起，每一实训内容包括实训目标、实训材料、实训内容和方法、实训作业和实训技能考核评价标准，这在同类型的教材中是没有的。

　　全书共有 15 个实训内容：实训一、刺激与反应；实训二、基本组织观察；实训三、运动系统标本观察；实训四、ABO 血型鉴定；实训五、脉管系统标本观察；实训六、心音的听诊和血压的测定；实训七、离体蛙心灌注；实训八、消化系统标本观察；实训九、呼吸系统标本观察、实训十、肺活量、体温的测定；实训十一、泌尿、生殖系统标本观察；实训十二、影响尿生成的因素；实训十三、视器和前庭蜗器标本观察；实训十四、瞳孔对光反射和视野、色盲的测定；实训十五、神经系统标本观察。

编者

2013 年 4 月

目 录

实训一　刺激与反应

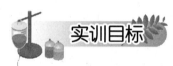

实训目标

1. 学习两栖类动物坐骨神经－腓肠肌标本的制备。

2. 观察不同刺激强度、刺激频率与肌肉收缩反应之间的关系；加深理解阈下刺激、阈刺激、阈上刺激以及单收缩、强直收缩等基本概念。

实训原理

活组织具有兴奋性，能接受刺激发生反应。蛙类的某些基本生命活动和生理功能与哺乳类动物有相似之处，而且其离体组织的生活条件比较简单，易于控制和掌握，来源也较丰富，因此在生理学实验中，常用蛙或蟾蜍的坐骨神经腓肠肌标本来观察神经肌肉的兴奋性、刺激与反应的规律及肌肉收缩的特点等。

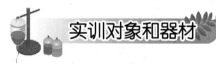

实训对象和器材

1. 实训对象　两栖类动物蟾蜍或蛙。

2. 实训器材　探针、蛙板、刨钉、小木锤、粗剪刀、手术剪、手术镊、玻璃分针、锌铜弓、肌槽、铁支架、双凹夹、张力换能器、任氏液、培养皿、污物缸、MedLab 生物信号采集处理系统。

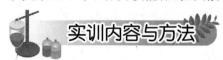

实训内容与方法

一、两栖类动物坐骨神经腓肠肌标本的制备

1. 破坏脑和脊髓　左手握住蟾蜍，用食指压住其头部前端，右手持探针，垂直刺入枕骨大孔(两侧耳后缘连线前约 3 mm 凹陷处),有落空感时即表明已进入枕骨大孔,然后向前刺入颅腔,左右搅动,捣毁脑组织;再将探针原路退回,并向后刺入椎管捣毁脊髓。此时蟾蜍呼吸消失,四肢松软,表示脑和脊髓已完全破坏。

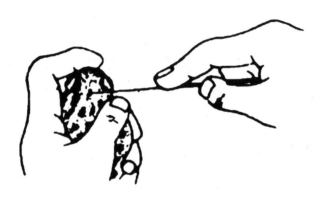

图 1-1 破坏脑和脊髓

2. 剪除躯干前部、内脏及剥皮　用左手拇指和食指捏住蟾蜍腰部,在其骶髂关节水平以上 1~2 cm 处用粗剪刀剪断脊柱,使蟾蜍头与内脏自然下垂,剪去头部、前肢及所有内脏(注意勿损伤坐骨神经),留下两后肢、部分脊柱及由它发出的坐骨神经。左手捏脊柱断端(注意不要握住和压迫神经),右手捏住其上的皮肤边缘,向下剥掉全部后肢皮肤。

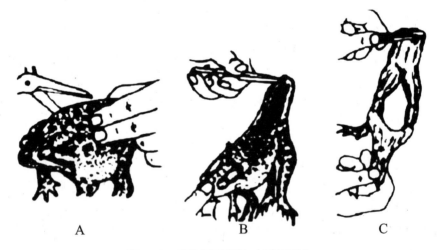

A   B   C

图 1-2 剪除躯干前部、内脏及剥皮

3. 分离两腿　用手术镊夹住脊柱并将标本提起,将背面向上,使尾骨上翘,用粗剪刀剪去尾骨尖(注意勿损伤坐骨神经),然后沿中线将脊柱剪为两半,并从耻骨联合中央剪开两侧大腿,这样两腿即完全分离。将两条腿浸于盛有任氏液的培养皿中。

4. 分离坐骨神经　将一条蟾蜍的小腿背侧和脊柱腹侧向上,用刨钉固定于蛙板上。用玻璃分针沿脊柱向下分离坐骨神经,再循坐骨神经沟(股二头肌及半膜肌之间的裂缝处),用玻璃分针小心分离,剪断坐骨神经的所有分支,直至膝关节处。神经完全暴露后,用粗剪刀剪下一段与神经相连的脊柱,并剪除全部大腿肌肉,用粗剪刀将股骨刮干净,然后在股骨中部剪去上段股骨,保留的部分就是坐骨神经小腿标本。

5. 分离腓肠肌 用玻璃分针将腓肠肌跟腱分离并穿线结扎,在结扎处下端剪断跟腱。左手执线提起腓肠肌,分离至膝关节处,然后沿膝关节将小腿其余部分剪掉,这样就制成一个带有股骨的坐骨神经腓肠肌标本。

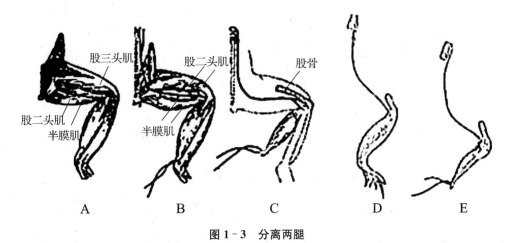

图 1-3 分离两腿

6. 用锌铜弓检查标本 用经任氏液沾湿的锌铜弓迅速接触坐骨神经,如腓肠肌发生明显而灵敏的收缩,则表示标本的兴奋性良好。将标本在任氏液中浸泡 5～10 分钟即兴奋性稳定后,再用于以下实验。

二、观察刺激与反应

(一)固定标本,连接 MedLab 生物信号采集处理系统

将标本固定于肌槽中,股骨断端置于槽侧壁的小孔中,旋紧螺丝钉固定,坐骨神经放置在肌槽电极上。将张力传感器固定在铁支架上,将系在腓肠肌肌腱上的丝线连接到张力传感器弹簧片上,使丝线处于垂直位置并刚好拉直标本。张力传感器输出端与生物信号采集器内放大器通道连接。

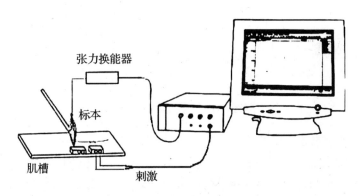

图 1-4 MedLab 生物信号采集系统

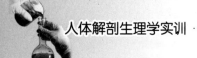
（二）观察项目

1. 观察刺激强度对骨骼肌收缩的影响　打开计算机,启动 MedLab 生物信号采集处理系统软件,进入系统软件窗口。操作步骤参考如下:

（1）选择实验项目:点击软件主页上方的"实验"菜单,弹出下拉式菜单,选中"常用生理学实验/刺激强度对骨骼肌收缩的影响"。

（2）记录观察:启动记录按钮,刺激强度从 0.1 V 开始,点击"刺激"按钮,并逐渐增大刺激强度,强度增量为 0.1 V,找出刚能引起肌肉出现微小收缩的刺激强度（阈强度）。

（3）继续增加刺激强度（阈上刺激）,观察肌肉收缩反应是否也相应增大（即生物信号采集处理系统上记录的曲线是否相应增高）。

（4）继续增加刺激强度,直至肌肉收缩曲线不再继续升高为止。找出刚能引起肌肉出现最大收缩的最小刺激强度（最大刺激强度）。

2. 观察刺激频率对骨骼肌收缩的影响

（1）选择实验项目:点击"实验"菜单,选中"常用生理学实验/刺激频率对骨骼肌收缩的影响"。

（2）记录观察:启动记录按钮,用最大刺激强度的连续刺激,刺激频率按 1 Hz、2 Hz、3 Hz、4 Hz、5 Hz、10 Hz、15 Hz、20 Hz、25 Hz、30 Hz 逐渐增加,分别记录不同频率时的肌肉收缩曲线,观察不同频率时的肌肉收缩变化。

 实训注意事项

1. 毁损脑脊髓时,防止蟾蜍耳后毒液射入眼内。
2. 制备标本时尽量避免手和金属器件触碰坐骨神经和腓肠肌。
3. 随时用任氏液湿润坐骨神经－腓肠肌标本,使标本具有良好的兴奋性。
4. 做腓肠肌最大收缩时,刺激强度不宜太大,否则会损伤神经。
5. 在观察刺激频率对腓肠肌收缩的影响时,一次连续刺激不要超过 10 秒,在肌肉收缩后,应间隔 30 秒后再做下一次刺激。

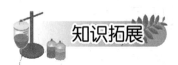 **知识拓展**

神经冲动传导速度及测定

神经干受到有效刺激发生兴奋后,产生的动作电位将以一定的速度沿神经传导。对不同的神经纤维,其传导兴奋的速度也不同,一般来说直径大、有髓神经纤维比直径小的无髓神经纤维传导速度快。蛙类的坐骨神经干属于混合型神经,其中直径最粗的有髓神经为 A 类纤维,正常室温下的传导速度为 35～40 m/s。

测定神经纤维兴奋的传导速度 v 时,在远离刺激点的不同距离处分别用两组引导电极引导动作电位,测出两引导点之间的距离 m 和分别引导出的动作电位的时相差 s,根据 $v=m/s$ 即可计算出其传导速度。

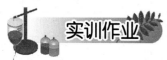
实训作业

1. 根据你的体会,要想使标本兴奋性良好必须注意什么问题?

2. 在一定范围内,为什么腓肠肌收缩的幅度会随刺激强度的增大而增大?

3. 根据你的实验结果绘出单收缩、不完全强直收缩、完全强直收缩的波形?

【刺激与反应实训技能考核评价标准】

班级：　　　　　姓名：　　　　　学号：　　　　　得分：

测试项目	技能要求		分值	得分
素质要求	仪表端庄，服装整洁；态度认真；团队合作精神；遵守实验室守则		10	
实训准备	熟悉实训理论内容、按要求准备所需的实训器材		10	
实训操作	一、完成两栖类动物坐骨神经－腓肠肌标本的制备	1. 按步骤完成 (1) 破坏脑和脊髓 (2) 剪除躯干前部、内脏及剥皮 (3) 分离两腿 (4) 分离坐骨神经 (5) 分离腓肠肌 (6) 用锌铜弓检查标本	35	
		2. 正确使用手术器械，操作规范，标本兴奋性良好	10	
	二、完成刺激与反应观察项目	1. 正确固定标本，连接 MedLab 生物信号采集处理系统 2. 正确操作 MedLab 生物信号采集处理系统软件，观察刺激强度对骨骼肌收缩的影响 3. 正确操作 MedLab 生物信号采集处理系统软件，观察刺激频率对骨骼肌收缩的影响	15	
操作后整理	按要求清洁整理实训器材、实验台		5	
作业	按时完成实验报告和作业题		15	
合计			100	

（江增宏）

实训二 基本组织观察

一、显微镜的使用和基本组织的微细结构

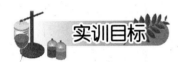

实训目标

1. 显微镜的正确使用。
2. 上皮组织的微细结构特点。
3. 固有结缔组织的微细结构特点。
4. 血涂片的微细结构特点。
5. 肌组织的微细结构特点。
6. 神经组织的微细结构特点。

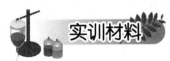

实训材料

1. 单层扁平上皮切片(镀银染色)。
2. 单层扁平上皮切片(HE 染色)。
3. 单层立方上皮切片(HE 染色)。
4. 单层柱状上皮切片(HE 染色)。
5. 假复层纤毛柱状上皮切片(HE 染色)。
6. 复层扁平上皮切片(HE 染色)。
7. 变移上皮切片(HE 染色)。
8. 疏松结缔组织切片(HE 染色)。
9. 疏松结缔组织切片(铺片)。
10. 致密结缔组织和脂肪组织(HE 染色)。
11. 血涂片。

12. 骨骼肌切片(HE 染色)。

13. 骨骼肌切片(铁苏木精染色)。

14. 心肌切片(HE 染色)。

15. 心肌切片(铁苏木精染色)。

16. 平滑肌切片(HE 染色)。

17. 多极神经元切片(HE 染色)。

实训内容与方法

(一)显微镜的构造及使用方法

1. 显微镜的构造(以奥林巴斯双眼电光源显微镜为例)

显微镜的构造是由机械部分和光学部分组成。

(1)机械部分

①底盘:也称镜座。

②镜架:也称镜臂。

③载物台:是放置切片标本的部位。其中央有通光孔,台上有切片夹及标本移动旋钮,可以沿着前后左右方向移动标本便于观察。

④镜筒:上端装有目镜。

⑤粗螺旋与细螺旋:用于升降载物台以调节焦距。

⑥物镜转换器:用于转换物镜,接于镜筒下端,其上装有 3～4 个不同放大倍数的物镜。

(2)光学部分

①光源:为电光源,在镜座上。

②聚光器及孔镜光阑:聚光器在光源与载物台之间,其一侧有升降螺旋,可使聚光器上下移动以调节视野亮度。

③目镜:常用为 10×,内含指针。

目镜筒滑板:可调节目镜间距离,以得到合适的瞳孔间距,使双眼的视野重合。瞳孔间距刻尺:标记瞳孔间距。适度调节环:可调节两眼屈光度。

④物镜

平常镜:标有 4× 的字样,红色环,常用。

低倍镜:标有 10× 的字样,黄色环,常用。

高倍镜:标有 40× 的字样,蓝色环,常用。

油浸镜:标有 100× 的字样,绿色环,不常用。

2. 显微镜的使用方法

(1)取出显微镜:必须一手握住镜臂,另一只手托住镜座,从柜里轻轻取出,置于实验台上。

(2)使用前的检查和准备:揭下防尘罩,放入抽屉内。插上电源,打开开关。用前必须检查零件有无缺损,粗细螺旋是否松紧适宜,镜头有无污物,推进器是否灵活,发现问题及时报告,以免影响学习。

(3) 对光:将显微镜放置座位左侧,打开光圈,上升聚光器,转动转换器使低倍(10×)接物镜正对下方,再用手拉动目镜筒滑板,使双眼视野重合在一起。从侧方目视,调粗螺旋,上升载物台使其与物镜相距约 0.5cm,然后移左眼到接目镜(双眼自然睁开),使光线反射入聚光器,达整个视野最明亮。

(4) 放置标本低倍镜观察:将所要观察的标本由切片盒内取出,先肉眼观察标本组织的外形、大小、颜色,然后将盖片朝上把切片平放于载物台上,用切片夹固定好。

(5) 使用推进器前后左右推动推进器使有组织的部分对准接物镜中心。左眼回到接目镜,调粗螺旋使载物台下降,动作缓慢,仔细观察直至视野中出现清晰物象为止。低倍镜主要用于全面观察组织器官的一般结构。

(6) 转换高倍镜(或油镜):对某个需详细观察其结构的部分须在低倍镜下找到并调清晰后,移至视野中心,转换高倍镜头,调节细螺旋至清晰物象。需用油镜观察时,必须在低、高倍镜调清楚后,将高倍物镜转离,加一滴镜油于玻片上,再将油镜头转正,细心地调细螺旋至物象清晰即可。

(7) 用完后处理:转动转换器,取下切片(用油镜后,必须用二甲苯擦净镜头及切片),下移载物台,关闭电源开关。整理好导线,罩上防尘罩,手托住镜座,轻轻把显微镜放回柜内。

(二) 学生自己观察

1. 单层扁平上皮切片(镀银染色)

(1) 肉眼观察:一深棕色长方形区域,可见不规则形或多边形细胞被波纹状黑线相隔。

(2) 低倍镜观察:选一薄处进行观察。细胞呈不规则形或多边形,相邻细胞间有波纹状黑线相隔,此即为被硝酸银染成黑色的细胞间质(并非细胞膜)。细胞核呈椭圆形,位于中央,由于没进行复染,细胞核不着色。

(3) 高倍镜观察:细胞交界处为锯齿状或波浪状,相互嵌合,着深棕色。

2. 单层扁平上皮切片(HE 染色)

(1) 肉眼观察:切片一侧粉红色结构为被膜。

(2) 低倍镜观察:在被膜表面可见一细线。

(3) 高倍镜观察:可见此线为一层细胞连接而成。由于胞质菲薄,故染色较浅。细胞核扁椭圆形呈单层排列,染成蓝紫色。

3. 单层立方上皮切片(HE 染色)

(1) 肉眼观察:肾表面为纤维膜,被膜下方深色的部分为皮质,皮质下方浅色部分为髓质。观察髓质部分。

(2) 低倍镜观察:肾髓质中可见大小不等的圆形管腔,管壁是由单层立方上皮围成。选管腔大、细胞界限清楚的部位换高倍镜观察。

(3) 高倍镜观察:上皮细胞染色较淡,呈立方形,细胞界限清楚,核呈圆形,染成紫蓝色,位于细胞中央。

4. 单层柱状上皮切片(HE 染色)

(1) 肉眼观察:在标本的一侧有几个大的突起为皱襞,在这些皱襞的表面及皱襞间又有许多小突起即绒毛。

(2) 低倍镜观察:在肠腔面可见到不同断面的小肠绒毛。找到绒毛的表面,可见一层细胞,细胞顶部的细胞质染色浅,基部有一层细胞核(选择切面规则,上皮细胞排列整齐的绒毛观察)。

(3) 高倍镜观察:上皮细胞的形态为柱状,细胞界限不清,核椭圆形,染色深,呈紫蓝色,位于基部。细胞质染成淡粉色,游离面可见厚度均匀一致、颜色较深的纹状缘。在柱状细胞之间还可见一种杯形、染色淡的细胞,核呈三角形或扁平形,染色深,位于细胞基部,此细胞为杯状细胞。上皮下基膜不明显。

(4) 高倍镜下绘图——注明基底面、游离面、柱状细胞、杯状细胞。

5. 假复层纤毛柱状上皮切片(HE 染色)

(1) 肉眼观察:标本为气管的部分横断面,凹面为腔面。

(2) 低倍镜观察:气管内表面有一层上皮,即假复层纤毛柱状上皮。

①柱状细胞:数量最多,呈柱状,顶端达上皮游离面。核椭圆形多位于细胞的顶部,故排列在整个上皮浅层。

②梭形细胞:位于柱状细胞之间,胞体为梭形,核椭圆形位于细胞中央,排列在整个上皮中层。

③锥体形细胞:胞体小呈锥体形,排列在基膜上,核圆形,位于细胞中央,在整个上皮中为最贴近基膜的一层细胞。

④杯状细胞:位于柱状细胞之间,染色浅,核为三角形或扁平形,染色深,位于细胞基部。

上皮下可见较明显的基膜,呈均质状,染成较明亮的粉色。

(3) 高倍镜观察:可见上皮由四种细胞构成。由于细胞高矮不等,细胞核排列不在同一个水平。

6. 复层扁平上皮切片(HE 染色)

(1) 肉眼观察:周围是管壁,中央是管腔,管壁的内表面凹凸不平,其上有一层紫蓝色的部分即为复层扁平上皮。

(2) 低倍镜观察:上皮细胞层数较多,注意从浅层到深层细胞的形态变化。

(3) 高倍镜观察:表层细胞为扁平形,染色浅,核扁平形与上皮表面平行。中间数层细胞为多边形,胞质色浅,细胞核圆形或椭圆形。基底层由一层立方形或矮柱状细胞组成,细胞排列较紧密,核椭圆形,染色深。上皮与结缔组织之间的连接高低不平。

7. 变移上皮切片(HE 染色)

(1) 肉眼观察:标本为膀胱壁的切片,凹凸不平染色深的一面为其内表面。

(2) 低倍镜观察:膀胱壁的内表面上皮细胞层数较多,其表层的细胞体积较大。

(3) 高倍镜观察:浅层细胞为大立方形或矩形,胞质表面深染,有 1~2 个细胞核,此为盖细胞。中间数层细胞为多边形,有些呈倒置的梨形。基底层由一层立方形或矮柱状细胞组成,基膜不明显。

8. 疏松结缔组织切片(HE 染色)

(1)肉眼观察:管腔呈星形,腔面可见一层染成深蓝色的上皮。上皮的外侧有一薄层粉色结构,其外方色淡较厚的一层为所要观察的黏膜下层,最外方为肌层(深红色)。

(2)低倍镜观察:找到黏膜下层,可见粉红色的纤维束,其间有散在的细胞。

(3)高倍镜观察

①胶原纤维:染成粉红色,成束存在,粗细不等,排列不规则。

②成纤维细胞:细胞界限不清,胞质难以见到。细胞核为椭圆形或梭形,染色浅,核仁明显。此外,还可见到结缔组织的其他细胞成分,但均不易辨认。

9. 疏松结缔组织切片(铺片)

(1)低倍镜观察:镜下可见纵横交错、排列疏松的纤维,纤维间分布有许多细胞。浅粉色的带状纤维为胶原纤维,棕红色较弯曲的细丝为弹性纤维。细胞多为成纤维细胞,还可见到肥大细胞,巨噬细胞等。

(2)高倍镜观察

①胶原纤维:染成粉红色,排列成束,粗细不等,折光性较弱。

②弹性纤维:染成棕红色,细丝状,多单根走行,末端常弯曲或分枝,折光性较强。

③成纤维细胞:为疏松结缔组织中最基本的细胞,数量较多。细胞界限不清,胞体难以见到,只能见到细胞核。核椭圆形,棕红色,染色浅,核仁明显。

④巨噬细胞:胞体不规则,细胞界限不清,胞质中可见被吞噬的大小不等、分布不均的蓝色颗粒。核小而圆,棕红色,染色深。

⑤肥大细胞:圆形或卵圆形,常成群排列,胞质内充满粗大、均等的紫红色异染性颗粒。核圆或卵圆形,棕红色,染色浅。

此外,有时还隐约可见肠系膜两面间皮的细胞核,该核较大,卵圆形,染色浅,核仁清楚。

10. 致密结缔组织和脂肪组织(HE 染色)

(1)肉眼观察:表面粉红色及其下方的紫蓝色部分为表皮,其下淡粉色部分为真皮和皮下组织。

(2)低倍镜观察:真皮为致密结缔组织,其深部可见疏松结缔组织和脂肪组织。

(3)高倍镜观察

①真皮部分的致密结缔组织,纤维束粗大,交织成致密的网,呈粉红色,可见其各种断面。细胞成分相对较少,多为成纤维细胞或纤维细胞(只能看清核)。

②真皮下方为皮下组织,其中可见大量脂肪细胞堆积在一起即脂肪组织,形成脂肪小叶,其间隔以疏松结缔组织。

11. 血涂片(Giemsa 染色)

(1) 低倍镜观察:找涂片较薄的地方观察。在视野内可见很多无核、浅红色的细胞,均为红细胞。此外,还可见少量有核的细胞,为白细胞,核呈紫蓝色(在涂片的边缘较多)。

(2) 高倍镜观察

①红细胞:数量最多,圆盘形、无核、中心淡染。

②中性粒细胞:在白细胞中数目最多,圆形,3~5 个分叶核,胞质染色浅,其中含有细小、紫红色的中性颗粒。

③嗜酸性粒细胞:数目较少,核分两叶,如"八"字形,胞质中含有许多粗大而均匀排列的橘红色的颗粒。

④嗜碱性粒细胞:数目极少,通常在标本上找不到,特征是胞质中含有大小不等,分布不均匀的紫蓝色颗粒,核形不规则,常被颗粒覆盖。

⑤淋巴细胞:数目较多,多为小淋巴细胞,其胞体与红细胞大小相仿,核圆或一侧有小凹陷,深染。胞质很少,天蓝色,有时可有少量细小的紫红色嗜天青颗粒。

⑥单核细胞:白细胞中体积最大的细胞,圆或椭圆形,胞质丰富,浅灰蓝色,可见少量嗜天青颗粒。核为肾形、椭圆形或马蹄铁形,往往偏于细胞一侧,染色质呈细网状,染色淡。

⑦血小板:在血细胞之间,常成群存在,最小,形态不规则。其周围胞质透明,略呈淡蓝色,中央含有许多紫红色血小板颗粒。

12. 骨骼肌切片(HE 染色)

(1) 肉眼观察:标本上长形者为纵断,圆形者为横断。

(2) 低倍镜观察:纵断面标本中可见长带状的骨骼肌纤维平行排列,横断面的骨骼肌纤维呈圆形或多边形。肌纤维的胞质嗜酸性,染成粉红色。

(3) 高倍镜观察:在纵断面上每条肌纤维都具有明暗相间的横纹,并有多个细胞核,呈卵圆形,分布在肌膜的内侧;横切面的肌纤维胞质内肌原纤维呈点状分布,核位于肌纤维周边。肌纤维之间可见少量的结缔组织及血管。

(4) 高倍镜下绘图——注明骨骼肌细胞、横纹、细胞核。

13. 骨骼肌切片(铁苏木精染色)

低倍镜观察:可见骨骼肌纤维的各种断面,肌纤维染成蓝黑色。在纵断面上的肌纤维上可看到清楚的横纹,横断面上可看到点状分布的肌原纤维,细胞核位于周边。

14. 心肌切片(HE 染色)

(1) 肉眼观察:标本一侧肥厚的部分为心室,在此部观察心肌组织。

(2) 低倍镜观察:心室部分可见心肌纤维的各种断面。纵断面可见心肌纤维分支连接成网,胞质嗜酸性染成粉红色,核卵圆形位于中央。其横断面呈不规则形,有的有核,呈圆形位于肌纤维中央。

(3) 高倍镜观察:纵断面上心肌纤维的横纹不如骨骼肌的明显,肌原纤维较少,多分布在周边部。并可见呈阶梯状分布,深染为细线状的润盘。核卵圆形,位于细胞中央。核的两端着色浅并有棕黄色的脂褐素颗粒。横断面可见核的周围染色较浅。心肌纤维之间有少量的结缔组织及丰富的毛细血管。

15. 心肌切片(铁苏木精染色)

低倍镜观察:通过铁苏木精染色,可以清楚地观察到心肌纤维的横纹及润盘。润盘被染成蓝黑色,相邻两个润盘之间为一个心肌细胞,其中央常见 1 个细胞核。

16. 平滑肌切片(HE 染色)

(1) 肉眼观察:标本上凹凸不平为小肠的内面,外层粉红色即为平滑肌形成的肌层。

(2) 低倍镜观察:找到肌层,分清纵、横断面。

①纵断:平滑肌纤维呈长梭形,胞质嗜酸性染成粉红色,核呈长椭圆形或杆状位于细胞中央。

②横断:平滑肌纤维呈大小不等的圆形或多边形,有的肌纤维内可见圆形细胞核,有的则见不到。平滑肌纤维之间有少量的结缔组织和血管。

17. 多极神经元切片(HE 染色)

(1) 肉眼观察:可见脊髓横断面的中央有一"H"形深染结构,此为脊髓的灰质。灰质的较宽大一端为其前角,较细小一端为其后角。周围的染色浅的部分是脊髓的白质。

(2) 低倍镜观察:找到前角,可见许多体积较大的多角形细胞,单个或成群排列,为前角多极运动神经元。

(3) 高倍镜观察

①胞体:运动神经元胞体呈多角形,胞体内可见下列结构:细胞核大而圆,多位于胞体的中央。核染色淡,核内异染色质少,故核呈空泡状,核仁清楚可见。胞质中充满紫蓝色小块状或颗粒状结构,为嗜染质。

②突起:从胞体发出多个突起。切片中仅见突起根部。

(4) 高倍镜下绘图——注明胞体、轴突、树突、尼氏体、细胞核。

18. 神经纤维切片(锇酸染色)

(1) 肉眼观察:标本染黑色,其中长形的为纵断,圆形的为横断。

(2) 高倍镜观察

①纵断面:有髓神经纤维平行排列,髓鞘染成黑色线条状。观察单根的神经纤维,轴突在纤维中央,呈淡黄色。髓鞘在轴突周围,染成黑色,可见其中有斜形的髓鞘切迹。髓鞘中断处即朗飞结。

②横断面:有髓神经纤维,髓鞘为大小不等的黑色圆环状结构,其中央的轴突呈淡黄色。

(三) 数码显微镜观看

单层柱状上皮切片、假复层纤毛柱状上皮切片、血涂片、骨骼肌切片、心肌切片、平滑肌切片、多极神经元切片。

(四) 示教

1. 假复层纤毛柱状上皮各类细胞。

2. 骨骼肌横纹。

3. 心肌润盘。

4. 多极神经元胞体。

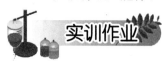实训作业

1. 比较三种肌组织的形态结构区别？

2. 高倍镜下绘单层柱状上皮图——注明基底面、游离面、柱状细胞、杯状细胞。

3. 高倍镜下绘骨骼肌图——注明骨骼肌细胞、横纹、细胞核。

4. 高倍镜下绘多极神经元图——注明胞体、轴突、树突、尼氏体、细胞核。

【基本组织切片观察技能考核评价标准】

班级： 姓名： 学号： 得分：

测试项目	技能要求	分值	得分
实训准备	着装整洁,卫生习惯好 熟悉实验内容、相关知识,正确选择所需的材料及设备	5	
实训记录	正确、及时地记录实训记录	10	
实训操作	将显微镜和切片放在实验台上 按照实验步骤进行观察,按时完成	10	
	1. 正确使用显微镜; 2. 观察单层扁平上皮切片(镀银染色); 3. 观察单层扁平上皮切片(HE 染色); 4. 观察单层立方上皮切片(HE 染色); 5. 观察单层柱状上皮切片(HE 染色),绘图; 6. 观察假复层纤毛柱状上皮切片(HE 染色); 7. 观察复层扁平上皮切片(HE 染色); 8. 观察变移上皮切片(HE 染色); 9. 观察疏松结缔组织切片(HE 染色); 10. 观察疏松结缔组织切片(铺片); 11. 观察致密结缔组织和脂肪组织(HE 染色); 12. 观察血涂片; 13. 观察骨骼肌切片(HE 染色),绘图; 14. 观察骨骼肌切片(铁苏木精染色); 15. 观察心肌切片(HE 染色); 16. 观察心肌切片(铁苏木精染色); 17. 观察平滑肌切片(HE 染色); 18. 观察多极神经元切片(HE 染色),绘图	60	
清场	按要求清洁实验台,摆放好所用显微镜和切片	5	
实训报告	按时完成实验报告和作业题	10	
合计		100	

（安 梅）

实训三　运动系统标本观察

一、骨学及关节学

（一）概述

（二）躯干骨及其连结

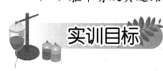

实训目标

1. 骨的分类和各类骨的形态构造。
2. 骨的化学成分和物理特性。
3. 关节的基本结构。
4. 骨和骶骨的形态，各类椎骨的形态特点。
5. 脊柱的组成、连结和形态。
6. 胸骨和肋的形态。
7. 胸廓的组成和形态。
8. 在自己（同学）的躯干触摸骨性标志。

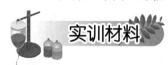

实训材料

1. 人体骨架标本。
2. 股骨、跟骨和顶骨的剖面标本。
3. 儿童股骨的纵切标本。
4. 脱钙骨和煅烧的骨标本。
5. 关节囊已切开的肩关节、膝关节和颞下颌关节标本。
6. 躯干骨标本。
7. 脊柱标本。

8. 显示椎骨连结的解剖标本。

9. 胸廓前壁的解剖标本。

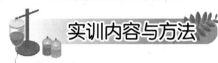

实训内容与方法

1. 骨

(1) 骨的分类：在人体骨架和骨标本上辨认长骨、短骨、扁骨和不规则骨。

(2) 骨的构造：骨密质、骨松质、骨髓、骨膜。

(3) 骨的化学成分与骨物理特性的关系：在脱钙后和煅烧后的肋骨标本上，观察其外形并比较其物理特性。

2. 骨连结

(1) 直接连结：在脊柱腰段的矢状面和颅的标本上，分别观察椎间盘和颅骨之间的缝。

(2) 滑膜关节

①关节的基本结构：关节面、关节囊、关节腔。

②滑膜关节的辅助结构：韧带、半月板、关节盘。

3. 躯干骨及其连结

(1) 脊柱：观察脊柱的位置和组成。

①椎骨：在胸椎标本上，辨认椎体、椎弓(椎弓根和椎弓板)、椎孔、横突、棘突和上、下关节突、椎管、椎间孔。在寰椎、枢椎、一般颈椎和腰椎标本上，观察和比较它们各自的形态特点。在骶骨标本上，辨认上、下，前面和后面；观察岬、四对骶前孔和四对骶后孔、耳状面、骶管、骶管裂孔、骶角。在自己身上触摸骶角的位置。

②椎骨的连结：椎间盘(髓核、纤维环)，韧带(前纵韧带、后纵韧带、棘上韧带、棘间韧带、黄韧带)，关节突关节。

③脊柱的整体形态：前面，椎体自上而下增大的变化；后面，各部棘突排列的方向及其棘突间距离大小的差别；侧面，4个生理性弯曲的部位、方向(颈曲、胸曲、腰曲、骶曲)以及椎间孔的位置。

(2) 胸廓：在人体骨架标本和胸廓前壁的解剖标本上，观察胸廓的组成，胸廓各骨的位置。

①胸骨：在胸骨标本上，辨认胸骨柄、胸骨体、剑突、颈静脉切迹和胸骨角。

②肋：在肋骨标本上，观察肋骨的前端、后端和肋沟。

③胸骨与肋的连结：在胸廓前壁的解剖标本上，观察肋与胸骨的连结形式、肋弓的形成、胸骨下角的形成。

④在自己(同学)身体上触摸颈静脉切迹、胸骨角、肋间隙、肋弓、剑突，第7颈椎棘突、计数第1~11肋间隙；腰椎棘突。

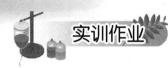

实训作业

1. 填写下列结构。

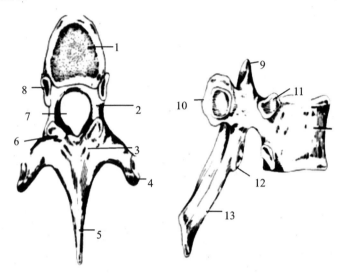

2. 进行腰椎穿刺从后向前必须经_____、_____、_____才能到达椎管。

（三）颅骨及其连结

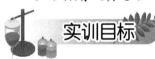

实训目标

1. 颅的分部、各部颅骨的名称和位置。
2. 下颌骨、舌骨和颞骨的形态。
3. 颅各面的形态结构。
4. 新生儿颅囟的位置，并说出其临床意义。
5. 下颌关节的组成和构造。
6. 在自己头部触摸骨性标志。

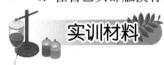

实训材料

1. 颅的水平切标本。
2. 颅的正中矢状切标本。
3. 下颌骨、颞骨和舌骨标本。
4. 鼻旁窦标本。
5. 新生儿颅标本。
6. 下颌关节标本。

实训内容与方法

1. 颅的组成　在颅的水平面、正中矢状面和冠状面标本上,观察颅的分部,各颅骨在整颅中的位置。

(1) 脑颅:位于颅的后上部,由8块颅骨(顶骨、颞骨各2块,枕骨、额骨、筛骨和蝶骨各1块)构成,它们共同围成颅腔。

(2) 面颅:位于颅的前下部,由15块颅骨(上颌骨、鼻骨、颧骨、泪骨、腭骨和下鼻甲各2块,下颌骨、犁骨和舌骨各1块)构成,它们共同形成面部的骨性基础。

2. 颞骨、下颌骨和舌骨的形态

(1) 在颞骨标本上,观察外耳门、鳞部、乳突、岩部和内耳门。

(2) 在下颌骨标本上,区分下颌体和下颌支,观察牙槽弓、牙槽、髁突、下颌角、下颌孔、下颌管和颏孔。

(3) 在舌骨标本上,区分舌骨体和大角。

3. 颅的整体观　在颅的水平面标本、颅的正中矢状面标本、颅的冠状面标本和新生儿颅标本上,观察下列内容:

(1) 颅的顶面:颅盖各骨的位置,冠状缝、矢状缝、人字缝的位置,前囟和后囟的位置及形态。

(2) 颅底内面:颅前窝、颅中窝和颅后窝的位置,筛板、蝶骨体、蝶鞍、垂体窝、视神经管、眶上裂、圆孔、卵圆孔、棘孔、内耳门、枕骨大孔、舌下神经管、横窦沟、乙状窦沟和颈静脉孔的位置。

(3) 颅底外面:骨腭、牙槽弓和牙槽的位置,枕外隆凸、枕髁、颈静脉孔、颈动脉管外口、茎突、茎乳孔、乳突、下颌窝和关节结节的位置。

(4) 颅的侧面:乳突、外耳门、颧弓、颞窝和翼点的位置。

(5) 颅的前面:眶上切迹或眶上孔、泪囊窝、鼻泪管、眶上裂和眶下裂的位置,梨状孔、鼻后孔、骨性鼻中隔、上鼻甲、中鼻甲、下鼻甲以及上鼻道、中鼻道、下鼻道和蝶筛隐窝的位置,额窦、筛窦、蝶窦和上颌窦的位置及形态。

(6) 在自己头部触摸枕外隆凸、乳突、颧弓、下颌角、舌骨体和颞下颌关节。

4. 颞下颌关节　在切开关节囊的颞下颌关节标本上,观察其组成和关节盘的形态。

实训作业

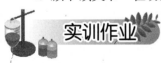

1. 写出新生儿颅的结构特点。

2. 写出颅底的内面观。

（四）四肢骨及其连结

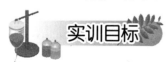

实训目标

1. 上肢各骨的名称和位置。

2. 肩胛骨、锁骨、肱骨、桡骨和尺骨的形态。

3. 肩关节、肘关节的组成和构造特点，桡腕关节的组成。

4. 下肢各骨的名称和位置。

5. 髋骨、股骨、胫骨和腓骨的形态。

6. 骨盆的组成、分部和性别差异。

7. 髋关节、膝关节的组成和构造特点，距小腿关节的组成。

8. 在自己（同学）四肢摸到骨性标志。

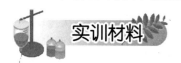

实训材料

1. 四肢骨标本。

2. 四肢的骨连结标本。

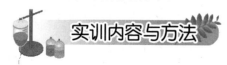

实训内容与方法

（一）上肢骨

在上肢骨标本上，观察下列内容：

1. 肩胛骨　肩胛骨的两面（前面、后面）、三缘（上缘、外侧缘、内侧缘）和三角（肩胛下角、上角、外侧角）；肩胛下窝、肩胛冈、肩峰、冈上窝和冈下窝、喙突和关节盂。

2. 锁骨　内侧端和外侧端。

3. 肱骨　肱骨头、大结节和小结节、外科颈、三角肌粗隆、桡神经沟、内上髁、外上髁、肱骨

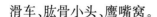

滑车、肱骨小头、鹰嘴窝。

4. 桡骨　桡骨头、桡骨粗隆、尺切迹和桡骨茎突。

5. 尺骨　鹰嘴、滑车切迹、冠突、桡切迹、尺骨头和尺骨茎突。

6. 腕骨、掌骨和指骨的名称和排列。

7. 在自己(同学)的上肢触摸锁骨、肩峰、肩胛冈、肩胛骨下角、肱骨内上髁和外上髁、鹰嘴、桡骨茎突和尺骨茎突。

(二)上肢的骨连结

1. 肩关节　在纵向切开关节囊前壁的肩关节标本上,观察组成肩关节的两骨关节面的大小和形状,关节囊的薄弱部位,关节囊内的肱二头肌长头腱。

2. 肘关节　在横向切开关节囊的肘关节标本上和肘关节矢状面标本上,观察桡尺近侧关节、肱桡关节、肱尺关节的组成以及桡骨环状韧带的形态和位置。

3. 前臂骨的连结　在前臂骨连结标本上,观察桡尺近侧关节、桡尺远侧关节的组成以及前臂骨间膜的附着和形态。

4. 桡腕关节　在桡腕关节的冠状面标本上,观察它的组成和结构特点。

(三)下肢骨

在下肢骨标本上,观察下列内容:

1. 髋骨　髋臼、闭孔、髂骨、坐骨和耻骨,髂嵴、髂前上棘、髂后上棘和髂结节,髂窝、耳状面和弓状线,耻骨梳、耻骨结节、耻骨联合面、坐骨结节、坐骨棘、坐骨大、小切迹,坐骨支。

2. 股骨　股骨头、股骨颈、大转子和小转子,内、外侧髁以及内、外上髁。

3. 髌骨

4. 胫骨　内、外侧髁,胫骨粗隆,胫骨体的前缘和内侧面,内踝。

5. 腓骨　腓骨头和外踝。

6. 跗骨,跖骨和趾骨的名称和排列。

7. 在自己(同学)下肢触摸髂前上棘、髂嵴、髂后上棘、坐骨结节、耻骨结节,大转子、股骨内侧髁、外侧髁,胫骨内侧髁、外侧髁,髌骨,胫骨粗隆、内踝、腓骨头、外踝。

(四)下肢骨的连结

1. 髋骨的连结　在男、女性骨盆标本上观察:(1) 骶髂关节的组成,骶结节韧带和骶棘韧带的位置,坐骨大孔和坐骨小孔的围成,耻骨联合的位置。(2) 骨盆的组成,区分大、小骨盆的界线,小骨盆上、下口的围成和耻骨弓的构成。(3) 比较男、女性骨盆的差别:①小骨盆上口的形状;②小骨盆下口宽窄;③骨盆腔的形状;④耻骨下角的大小。

2. 髋关节　在关节囊已环形切开的髋关节标本上,观察:(1) 髋关节的组成和两骨关节面的形态;(2) 关节囊在股骨颈前、后面上的附着部位;(3) 髂股韧带和股骨头韧带的位置。

3. 膝关节　在关节囊的前壁切开向下翻,后壁横行切开的膝关节标本上观察:膝关节的组成,髌韧带的位置,髌上囊的位置及其与关节腔的关系,前、后交叉韧带位置,内、外半月板的形态和位置。

4. 小腿骨的连结　在小腿骨连结的标本上,观察胫腓关节的位置以及小腿骨间膜的附着和形态。

5. 距小腿关节　在足关节的标本上,观察距小腿关节的组成。

6. 足弓　在足关节标本上,观察足弓的形态。

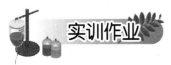

1. 写出男女性骨盆的性别差异。

2. 填写下列结构。

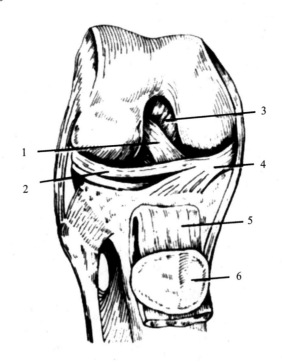

二、肌学

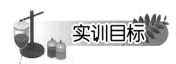

1. 肌的分类、结构和辅助结构。

2. 斜方肌、背阔肌、胸锁乳突肌、胸大肌和前锯肌的位置和起止点,竖脊肌、舌骨上肌群、舌骨下肌群的位置,肋间肌的位置、分层和名称。

3. 膈的位置和形态,腹前外侧壁各肌的名称、位置和形态特点。

4. 腹直肌鞘和白线的位置和形态。腹股沟管的位置、形态和内容。

5. 盆膈和尿生殖膈的位置和形态。坐骨肛门窝的位置。

6. 枕额肌的位置和结构。口、眼轮匝肌以及咬肌、颞肌的位置。

7. 肩部各肌的位置和三角肌的起止点。

8. 肱二头肌、肱三头肌的位置和起止点。

9. 前臂肌的分群、分层和形态特点。

10. 腋窝、肘窝的位置和境界,手的腱滑膜鞘。

11. 髂腰肌、臀大肌的位置和起止点,臀中肌、臀小肌和梨状肌的位置。

12. 缝匠肌、股四头肌、长收肌和小腿肌各群的位置,股四头肌的起止概况。

13. 股三角的位置和境界,腘窝的位置。

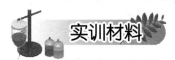

1. 全身肌的解剖标本。

2. 面肌和头颈肌标本。

3. 股部的横切面标本。

4. 手的腱滑膜鞘标本或模型。

5. 躯干肌标本。

6. 膈标本。

7. 腹壁横切面标本。

8. 会阴的解剖标本。

9. 颅顶层次解剖标本。

10. 上、下肢肌标本。

11. 下肢的筋膜标本。

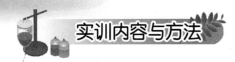

实训内容与方法

（一）肌的分类和构造

在下肢肌、躯干肌、面肌和头颈肌标本上，观察长肌、短肌、扁肌和轮匝肌的形态；区分肌腹、腱或腱膜。

（二）肌的辅助结构

1. 筋膜　在全身肌的解剖标本和股部的横切面标本上，观察浅筋膜、深筋膜的结构和分布。

2. 滑膜囊　在下肢肌标本上，查看在臀大肌与股骨大转子之间，或者臀大肌与坐骨结节之间的滑膜囊。

3. 腱滑膜鞘（教师示教）

（三）躯干肌

在全身肌的解剖标本和躯干肌标本上，观察下列内容：

1. 背肌

（1）斜方肌和背阔肌的位置、起止点和肌束的方向。

（2）竖脊肌的位置和上下起止部位。

2. 颈肌　在全身肌的解剖标本和头颈肌的标本上，观察胸锁乳突肌的位置和起止点，舌骨上、下肌群的位置。

3. 胸肌　在全身肌的解剖标本和躯干肌标本上，观察下列内容：

（1）胸大肌的位置、起止点和肌束的方向。

（2）胸小肌的位置。

（3）前锯肌的位置、起止点及其与肩胛骨的位置关系。

（4）肋间肌的位置、分层，肋间内肌和肋间外肌肌束的方向。

4. 膈　在全身肌的解剖标本和膈的标本上，观察膈的位置、形态和起止部位，主动脉裂孔、腔静脉孔和食管裂孔的位置。

5. 腹肌　在全身肌的解剖标本和腹壁横切面标本上，观察下列内容：

（1）腹外斜肌的位置、形态（后部为肌性、前部为腱性），肌束的方向，腱膜与腹直肌鞘的关系，腹股沟韧带和腹股沟管浅环的位置及形态。

（2）腹内斜肌的位置、肌束的方向以及腱膜与腹直肌鞘的关系。

（3）腹横肌的位置、肌束的方向，腱膜与腹直肌鞘的关系，腹股沟镰的构成、形态和位置，提睾肌的形成。

（4）腹横筋膜的配布，腹股沟管深环的位置，腹股沟管的位置、形态和通过的结构。

（5）腹直肌的位置、形态、腱划及其与腹直肌鞘前层的关系，腹直肌鞘后层的形态、弓状线的位置。

　　(6) 腹壁三层扁肌的腱膜与腹直肌鞘的关系,腹白线的位置和形态。

　　(7) 腰方肌的位置和形态。

　　6. 会阴肌　在会阴的解剖标本上,观察肛提肌的位置、形态,盆膈的位置、构成和穿过盆膈的结构,会阴深横肌和尿道括约肌的位置,尿生殖膈的位置、形态和穿过尿生殖膈的结构;坐骨肛门窝的位置和形态。

　　(四) 头肌

　　在面肌和头颈肌的标本以及颅顶层次解剖标本上,观察下列内容:

　　1. 面肌　枕额肌的肌腹(枕腹、额腹)和帽状腱膜的位置及形态,眼轮匝肌和口轮匝肌的位置及形态,颊肌的位置。

　　2. 咀嚼肌　咬肌和颞肌的位置。

　　(五) 上肢肌

　　在上肢肌标本和全身肌解剖标本上,观察下列内容:

　　1. 肩肌　三角肌位置、形态和起止点,肩胛下肌、冈上肌和冈下肌的位置。

　　2. 臂肌　肱二头肌的位置、形态和起止点,肱肌的位置,肱三头肌的位置和起止点。

　　3. 前臂肌　前臂肌前群和后群的位置、形态和起止概况,前、后群浅层和深层肌的排列和名称。

　　4. 手肌　手肌外侧群、内侧群和中间群的位置,鱼际和小鱼际的形成,蚓状肌和骨间肌的位置。

　　5. 上肢的局部结构　在上肢肌连躯干的标本上,观察腋窝的境界,肘窝的位置、形态。

　　(六) 下肢肌

　　在下肢肌标本和全身肌的解剖标本上,观察下列内容:

　　1. 髋肌　髂腰肌的组成,髂肌和腰大肌的起止点,臀大肌的位置、形态和起止点,臀中肌、臀小肌的位置,梨状肌的位置、形态及与臀大肌、臀中肌的位置关系。

　　2. 股肌　缝匠肌和股四头肌的起止点,髌韧带的位置,长收肌和耻骨肌的位置,股二头肌的位置。

　　3. 小腿肌　胫骨前肌、趾长伸肌、踇长伸肌的位置,腓骨长肌和腓骨短肌的位置,小腿三头肌的位置、组成和形态,跟腱的形成和抵止部位,胫骨后肌、趾长屈肌和踇长屈肌的位置。

　　4. 足肌　足底肌的分群。

　　5. 下肢的局部结构　在下肢肌标本和下肢的筋膜标本上,观察股三角的境界、隐静脉裂孔的位置和形态、腘窝的位置和形态。

　　(七) 其他

　　在自己(同学)身上观察和触摸竖脊肌、胸锁乳突肌、胸大肌、腹直肌、咬肌、颞肌、三角肌、肱二头肌、肱三头肌、桡侧腕屈肌腱、掌长肌腱、指浅屈肌腱、手背各伸指肌腱和拇长展肌腱、腋窝、肘窝、臀大肌、股四头肌和髌韧带、小腿三头肌和跟腱、腘窝。

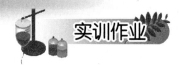实训作业

1. 写出腹股沟管的位置、通过的结构、四个壁、两个口及临床意义。

2. 填写下列结构。

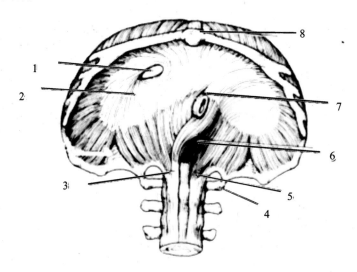

3. 写出胸锁乳突肌、三角肌、胸大肌、背阔肌、肱二头肌、肱三头肌、臀大肌、股四头肌、小腿三头肌的位置。

【运动系统标本观察技能考核评价标准】

班级： 姓名： 学号： 得分：

测试项目	技能要求	分值	得分
实训准备	着装整洁,卫生习惯好 熟悉实验内容、相关知识,正确选择所需的材料及设备	5	
实训记录	正确、及时地记录实训记录	10	
实训操作	将观察的标本、模型放在实验台上 按照实验步骤进行观察,按时完成	10	
	1. 骨总论; 2. 关节基本结构; 3. 躯干骨的形态结构; 4. 脊柱的整体观; 5. 胸廓的形态; 6. 颅骨的组成; 7. 颅的整体观; 8. 四肢骨的组成、形态结构; 9. 四肢骨的连结; 10. 躯干肌标本观察; 11. 头颈肌标本观察; 12. 四肢肌标本观察	60	
清场	按要求清洁仪器设备、实验台,摆放好所用标本和模型	5	
实训报告	按时完成实验报告和作业题	10	
合计		100	

（褚世居）

实训四 ABO 血型鉴定

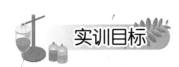
实训目标

1. 学习鉴定 ABO 血型的方法，观察红细胞的凝聚现象。
2. 加深理解血型分型的依据及其在输血中的重要意义，充分认识输血时血型不合所造成的严重后果。

实训原理

A 抗原与抗 A 抗体相遇或 B 抗原与抗 B 抗体相遇，会使红细胞发生凝聚反应。根据这一原理，用已知的标准血清，即 A 型标准血清（含抗 B 抗体）和 B 型标准血清（含抗 A 抗体），和受试者红细胞混合，观察有无凝集反应，推断出受试者红细胞膜上凝集原的有无及类型，从而确定受试者血型。

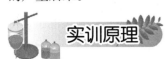
实训对象和用品

1. 实训对象　人。
2. 实训用品　A 型标准血清（含抗 B 抗体）、B 型标准血清（含抗 A 抗体）、采血针、双凹玻片、小试管、滴管、竹签、生理盐水、75％乙醇棉球、干棉球、显微镜及玻璃蜡笔等。

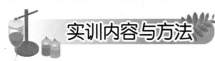
实训内容与方法

1. 取双凹玻片一块，用玻璃蜡笔在两端分别标明 A、B 字样。在试管中滴入 1 ml 生理盐水。
2. 用 75％乙醇棉球消毒手指或耳垂后，待干（或用干棉球擦干），用采血针刺破皮肤，取血

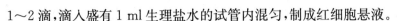

1～2滴,滴入盛有 1 ml 生理盐水的试管内混匀,制成红细胞悬液。

3．在双凹玻片标 A 侧凹面中央滴 A 抗体一滴,在 B 侧凹面中央滴 B 抗体一滴。

4．用滴管吸取红细胞混悬液,各滴一滴在上述的血清中,用两根竹签分别混匀。

5．静置 10 分钟后,先用肉眼观察有无凝聚现象,如不能确定,则用低倍显微镜观察。

6．根据凝聚反应结果判定血型(见下图)。

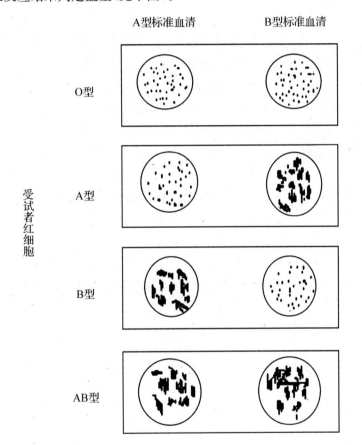

图 4－1　ABO 血型检查结果

实训注意事项

1．双凹玻片、滴管、试管在实验前必须清洗干净,以免出现假凝聚现象。

2．两种标准血清不能混淆。在红细胞悬液加入到标准血清中时,滴管头不能接触标准血清液面。用竹签进行混合时,竹签不能相混。

3．红细胞悬液的配制不能过浓或过稀,以免造成实验结果不准确。

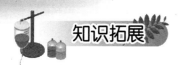

血型鉴定常用方法

目前鉴定血型常用方法有:

1. 生理盐水凝集法　①玻片法,操作简单,但反应时间长,即本实验所采取的方法;②试管法,由于离心作用可加速凝集反应,故反应时间短,适于急诊检查。

2. 凝胶微柱法　是红细胞抗原与相应抗体在凝胶微柱介质中发生凝集反应的免疫学方法,可用血型仪分析,此方法操作标准化,能确保结果准确性。

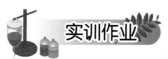

若无标准血清,但已知某人为 A 型(或 B 型)能否用来鉴定其他人血型? 如何鉴定?

【ABO 血型鉴定实训技能考核评价标准】

班级:　　　　姓名:　　　　学号:　　　　得分:

测试项目	技能要求	分值	得分
素质要求	仪表端庄,服装整洁,态度认真;团队合作精神;遵守实验室守则	10	
实训准备	熟悉实训理论内容、按要求准备好实训用品	10	
实训操作	一、按实验步骤规范操作 1. 准备好双凹玻片和滴有生理盐水的试管; 2. 采血,制成红细胞悬液; 3. 在双凹玻片上正确加上抗体; 4. 在双凹玻片上正确加上红细胞混悬液; 5. 观察红细胞凝集现象,判定血型;	45	
	二、准确鉴定出自己的血型	15	
操作后整理	按要求清洁整理实训器材、实验台	5	
作业	按时完成实验报告和作业题	15	
合计		100	

(江增宏)

实训五　脉管系统标本观察

一、心

实训目标

1. 心的位置、外形及各心腔的形态结构。
2. 心的传导系的组成及各部的位置。
3. 心包的形态结构与心包腔。
4. 左右冠状动脉的起始、行程及分布范围。
5. 冠状窦的位置及主要属支。
6. 在活体上识别心的体表投影及心尖搏动的部位。

实训材料

1. 离体心（包括完整和切开的心）或模型。
2. 血管标本或模型。
3. 心传导系标本或模型。
4. 人体半身、心包和纵隔模型或标本。
5. 相关挂图。

实训内容与方法

1. 观察心的位置，查看心与肺、胸膜、胸骨和肋的毗邻关系。
2. 观察心尖、心底、二面（胸肋面、膈面）、三缘（左、右、下缘）的形态和构成。辨认心表面的冠状沟、前室间沟和后室间沟，注意它们与心房和心室的关系。

3. 观察右心耳外形及内壁的梳状肌。辨认上、下腔静脉口和右房室口。在右房室口与下腔静脉口之间寻找冠状窦口。在房间隔的下部寻找卵圆窝。

4. 观察右房室(三尖瓣)瓣的形态和开口方向,以及瓣膜与腱索、乳头肌的连接关系。在右房室口的左前方寻查肺动脉口,观察肺动脉瓣的形态和开口方向。

在右房室口与肺动脉口之间寻找室上嵴,借以区分右心室的流入道和流出道。

5. 观察左心耳外形及内壁的梳状肌。寻认肺静脉口和左房室口。

6. 观察左房室(二尖瓣)瓣的形态和开口方向,以及瓣膜与腱索、乳头肌的连接关系,寻认前尖划分的流入道和流出道。寻查主动脉口,观察主动脉瓣的形态和口方向。

7. 上腔静脉与右心房交界处的心外膜深面观察窦房结(在一般标本上不易显示),可结合挂图和模型加以理解。

8. 在冠状窦口前上方的心内膜深面寻认房室结,观察其形态。

9. 由房室结的前端发出房室束,在室间隔肌部的上缘分为左束支和右束支。在室间隔的左、右心室面追踪观察左、右束支的分支和分布。

10. 寻认左、右冠状动脉的起始,并追踪观察其行程、分支和分布(前室间支、旋支、后室间支、左室间支)。

11. 寻认冠状窦,观察其形态、注入部位和接受的心大、心中和心小静脉等属支的汇入处。

12. 辨认纤维心包和浆膜心包,区分浆膜心包的脏层和壁层,观察心包腔的构成。

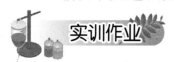 **实训作业**

1. 在体表如何确定心尖的位置?

2. 对照心的解剖标本或模型,说明血液在心腔内流动的路径及各瓣膜的活动状况。

3. 对照标本或模型描述心的传导系包括哪些结构？传导途径如何？

4. 填写下列结构。

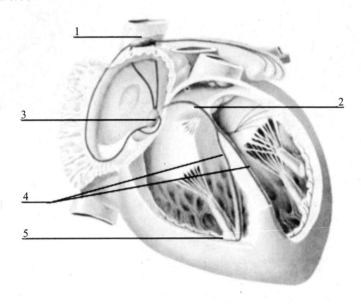

1 _____

2 _____

3 _____

4 _____

5 _____

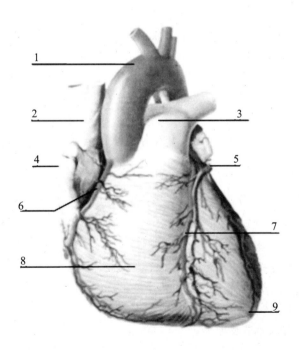

1 _____

2 _____

3 _____

4 _____

5 _____

6 _____

7 _____

8 _____

9 _____

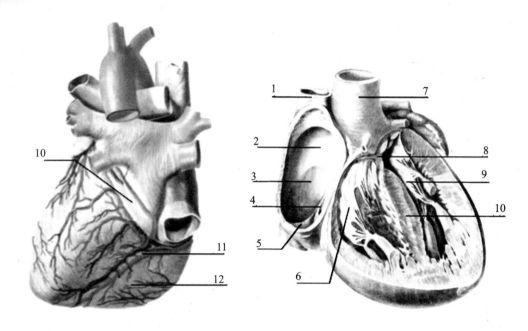

二、动脉

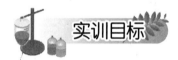

1. 主动脉的分段及其重要分支。
2. 颈总动脉、颈内动脉、颈外动脉、面动脉、颞浅动脉的起始、走行位置及分布范围。
3. 锁骨下动脉,腋动脉、肱动脉、尺动脉、桡动脉、股动脉、腘动脉、胫前动脉、胫后动脉、足背动脉的起始和走行位置。
4. 腹腔干3大分支、肠系膜上、下动脉分支及肾动脉的分布范围,髂总动脉、髂外动脉走行位置、髂内动脉的起始和分布范围。
5. 上、下肢动脉分布范围和腹腔干3大分支后的各级分支及肠系膜上、下动脉分支的名称。

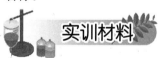

1. 头颈部的动脉标本及模型。
2. 胸部的动脉标本及模型。
3. 胸、腹后壁的动脉标本及模型。
4. 上肢的动脉标本及模型。
5. 腹部和盆部的动脉标本及模型。

6. 下肢的动脉标本及模型。

7. 相关挂图。

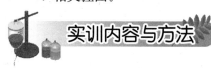

实训内容与方法

1. 用胸、腹后壁的动脉标本，观察主动脉的起始、行程、分部及各部分支的分布概况。

2. 在头颈部动脉标本及模型上，观察左颈总动脉起自主动脉弓，右颈总动脉起自头臂干。在颈总动脉末端和颈内动脉起始处辨认颈动脉窦，以及位于颈总动脉分叉处后方的颈动脉小球。观察颈内动脉和颈外动脉的行程。

3. 在胸部及上肢的动脉标本观察锁骨下动脉右侧起自头臂干，左侧起自主动脉弓，并注意其行程及主要分支。

4. 利用胸、腹部后壁的动脉标本和胸部的动脉标本及模型，观察胸主动脉的行程及其分支情况，肋间后动脉在肋间隙内的走行部位、分支和分布。

5. 利用胸、腹后壁的动脉标本及模型与胸部、腹部和盆部的动脉标本及模型，观察腹主动脉的行程及其分支情况（成对的和不成对的脏支）。

6. 取盆部动脉的标本及模型观察主动脉腹部的末端在第 4 腰椎体下缘分为左、右髂总动脉。

7. 利用下肢的动脉标本及模型观察主要分支。

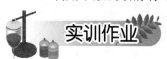

实训作业

1. 简述体、肺循环各自的途径和特点。

2. 在活体上辨认临床上常用指压止血、测量血压和诊脉动脉的名称及部位。

3. 脑、肺、肝、胃、直肠各由什么动脉供给血液营养?

4. 填图。

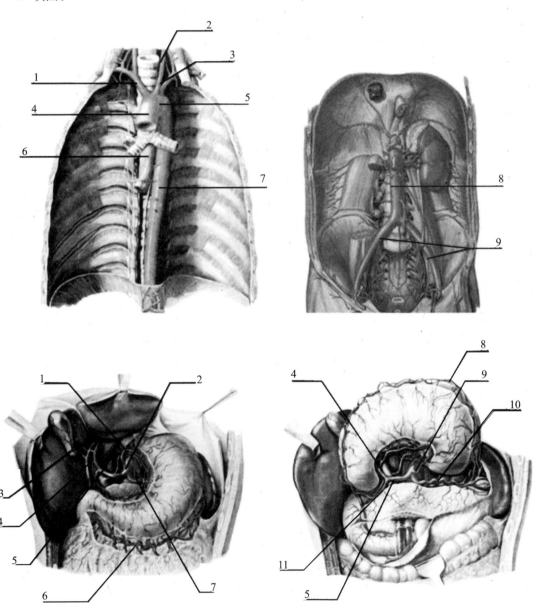

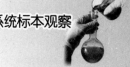

三、静脉和淋巴系统

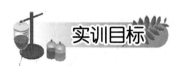

1. 上腔静脉系的组成,各部静脉主干及收集范围;上肢浅静脉的起始、行程、注入部位。

2. 下腔静脉系的组成,各部静脉主干及收集范围;下肢浅静脉的起始、行程、注入部位,大隐静脉的重要属支。

3. 肝门静脉的形成、行程、主要属支和收集范围,肝门静脉系与腔静脉系的吻合部位和途径。

4. 盆部静脉的起始、行程和注入部位。腹部静脉各脏支、壁支的起始、注入部位。

5. 胸导管的起始、行程、注入部位和收集范围。

6. 全身各部淋巴管、淋巴结的位置和收集范围。

7. 脾和胸腺的形态和位置,了解淋巴结的形态。

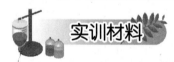

1. 头颈部和上肢的静脉标本。

2. 腹盆部和下肢的静脉标本。

3. 留有肝静脉和下腔静脉的肝标本。

4. 肝门静脉系与上腔静脉系、下腔静脉系的吻合模型。

5. 全身浅淋巴结的模型,胸导管和右淋巴导管解剖标本。

6. 小儿胸腺解剖标本和离体脾标本。

实训内容与方法

1. 取头颈部位标本或模型寻找上腔静脉,观察在纵隔内的位置,合成、行程和注入部位。观察头臂静脉的位置、合成,比较两侧头臂静脉的长短和行进方向及其与周围结构之间的位置关系。

2. 取头颈部位标本或模型观察锁骨下静脉、颈外静脉、颈内静脉。

3. 取上肢的静脉标本,观察上肢的深静脉和浅静脉。

4. 取躯干后壁的静脉标本观察沿胸椎体右侧上行的奇静脉和位于胸椎体左侧上部的副半奇静脉和下部的半奇静脉,注意其起始、行程、注入部位和收集范围。

5. 取下肢的标本或模型观察深静脉,特别注意股静脉与股动脉之间的位置关系;观察辨认大隐静脉和小隐静脉的起始、位置、行程和注入部位。

6. 观察盆部的静脉。观察形成下腔静脉的髂总静脉的位置和合成；髂内、外静脉及其属支。注意其与周围结构之间的位置关系。

7. 取腹部标本或模型观察腹部的静脉,特别注意肝门静脉系与上腔静脉系、下腔静脉系之间的吻合。

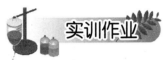
实训作业

1. 肝门静脉受阻时会产生什么症状,为什么？

2. 大隐静脉注射葡萄糖和口服葡萄糖各经过哪些途径到达肝脏？

3. 自手背桡侧静脉网注入抗生素等药物治疗胆囊炎时,药物如何到达胆囊？

4. 填图

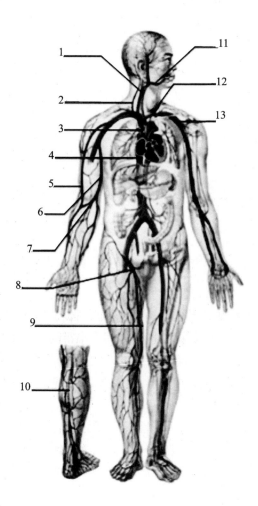

四、脉管系统的微细结构

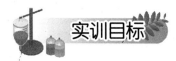

1. 心壁的微细结构。

2. 大动脉管壁微细结构的特点。

3. 中动脉和中静脉管壁的微细结构。

4. 淋巴结的微细结构。

5. 脾的微细结构。

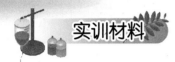

实训材料

1. 心壁切片。
2. 大动脉切片。
3. 中动脉和中静脉切片。
4. 淋巴结切片。
5. 脾切片。

实训内容与方法

1. 学生自己观察

（1）心壁切片（HE 染色）

①肉眼观察：凹凸不平的一面为心腔面。

②低倍镜观察：心内膜薄，表面是内皮；心内膜与心肌之间可见比一般心肌纤维粗且染色浅淡的普肯耶纤维。心肌较厚，染色较深，心肌纤维间有丰富的毛细血管。心外膜表面为间皮。

（2）中动脉和中静脉切片（HE 染色）

①肉眼观察：管腔小、管壁厚的是中动脉，管腔大、管壁薄的是中静脉。

②低倍镜观察

· 中动脉：内膜最薄，表面为内皮；内弹性膜呈波纹状，亮红色；在内皮与内弹性膜之间的少量结缔组织为内皮下层。中膜最厚，主要由环行平滑肌构成。外膜较中膜薄，由结缔组织构成。

· 中静脉：管腔不规则，也分为内膜、中膜和外膜，但分界不明显。内膜薄，中膜由一些环行平滑肌构成；外膜厚，由结缔组织构成。

③光镜下绘图——中动脉。

（3）淋巴结切片（HE 染色），绘图

①肉眼观察：外周部染色较深，为皮质；中央部着色较淡，为髓质。

②低倍镜观察：淋巴结表层染成淡红色的薄膜，是被膜。伸入淋巴结实质内呈淡红色的索状结构是小梁。

· 皮质：浅皮质内可见球形的淋巴小结，其中央着色浅的部分为生发中心。深皮质为弥散的淋巴组织，位于淋巴小结之间和皮质深层。在被膜深面和小梁周围的着色浅淡区是皮质内的淋巴窦。

· 髓质：排列成条索状的淋巴组织是髓索，髓索之间的着色浅淡区是髓质淋巴窦。在低倍镜下绘图，注明被膜、小梁、淋巴小结、生发中心、深皮质、皮质淋巴窦、髓索和髓质淋巴窦。

2. 示教

（1）普肯耶纤维。

（2）大动脉的中膜。

（3）脾的白髓和红髓。

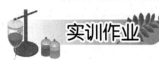

1. 光镜下绘图——中动脉。

2. 淋巴结切片（HE 染色），绘图。

【脉管系统标本观察技能考核评价标准】

班级：　　　　　姓名：　　　　　学号：　　　　　得分：

测试项目	技能要求	分值	得分
实训准备	着装整洁,卫生习惯好 熟悉实验内容、相关知识,正确选择所需的材料及设备	5	
实训记录	正确、及时地记录实训记录	10	
实训操作	将观察的标本和模型放在实验台上,按照实验步骤进行观察,按时完成	10	
实训操作	1. 心的位置、外形及各心腔的形态结构,心的传导系的组成及各部的位置,心包的形态结构与心包腔; 2. 左右冠状动脉的起始、行程及分布范围及冠状窦的位置及主要属支; 3. 在活体上识别心的体表投影及心尖搏动的部位; 4. 主动脉的分段及其重要分支; 5. 颈总动脉、颈内动脉、颈外动脉、面动脉、颞浅动脉的起始、走行位置及分布范围; 6. 锁骨下动脉,腋动脉、肱动脉、尺动脉、桡动脉、股动脉、腘动脉、胫前动脉、胫后动脉、足背动脉的起始和走行位置; 7. 腹腔干 3 大分支、肠系膜上、下动脉分支和分布范围,髂总动脉、髂外动脉走行位置、髂内动脉的起始和分布范围; 8. 上、下肢动脉分布范围和腹腔干 3 大分支后的各级分支及肠系膜上、下动脉分支的名称; 9. 上腔静脉系的组成,各部静脉主干及收集范围,上肢浅静脉的起始、行程、注入部位; 10. 下腔静脉系的组成,各部静脉主干及收集范围,下肢浅静脉的起始、行程、注入部位,大隐静脉的重要属支; 11. 肝门静脉的形成、行程、主要属支和收集范围,肝门静脉系与腔静脉系的吻合部位和途径; 12. 盆部静脉的起始、行程和注入部位,了解腹部静脉各脏支、壁支的起始、注入部位; 13. 胸导管的起始、行程、注入部位和收集范围; 14. 全身各部淋巴管、淋巴结的位置和收集范围; 15. 脾和胸腺的形态和位置,淋巴结的形态; 16. 心壁的微细结构,中动脉和中静脉管壁的微细结构; 17. 淋巴结的微细结构	60	
清场	按要求清洁实验台,摆放好实训器材、所用标本和模型	5	
实训报告	按时完成实验报告和作业题	10	
合计		100	

（张　磊）

实训六　心音的听诊和血压的测定

一、心音的听诊

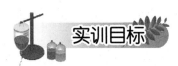

实训目标

熟悉正常心音的特点和产生原理,初步掌握听诊方法,识别第一心音(S_1)与第二心音(S_2),为临床心音听诊奠定基础。

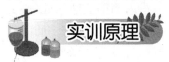

实训原理

心动周期中,由于心肌收缩、瓣膜开闭、血流速度改变形成的涡流和血流撞击心血管壁等因素引起的振动而产生声音,即心音。心音可通过心脏周围组织传递到胸壁;将听诊器置于受试者胸壁心前区位置,可听到两次音调不同的心音,分别称为第一心音(S_1)和第二心音(S_2)。S_1标志着心室收缩期的开始,其音调低、持续时间较长,距 S_2 的时间间隔较短,在心尖部听得最清楚,主要是由于左、右房室瓣关闭所产生。S_2 标志着心室舒张期的开始,其音调高、持续时间较短,距下一心动周期的 S_1 时间间隔较长,在心底部听得最清楚,主要是由于主动脉瓣和肺动脉瓣关闭所产生。

实训对象及用品

1. 实训对象　人。
2. 实训材料　听诊器(如图 6-1)。

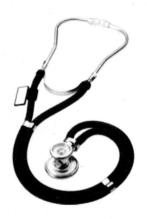

图6-1 听诊器

 实训步骤与方法

（一）确定听诊部位

1. 受试者解开上衣，裸露前胸，取坐位或卧位。检查者坐在受试者对面或站在受试者卧床的右侧。

2. 参照图6-2，认清心音听诊部位。①二尖瓣听诊区：左锁骨中线内侧第五肋间处（心尖部）；②三尖瓣听诊区：胸骨右缘第四肋间处或剑突下；③主动脉瓣听诊区：胸骨右缘第二肋间处（主动脉瓣第一听诊区）或胸骨左缘第三、四肋间处（主动脉瓣第二听诊区）；④肺动脉瓣听诊区：胸骨左缘第二肋间处。

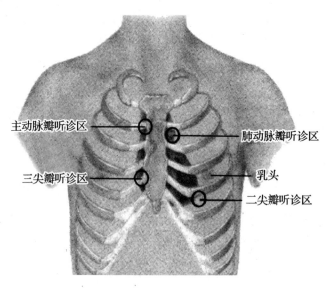

图6-2 心音听诊部位

（二）实施心音听诊

1. 听诊器使用方法　将听诊器耳件塞入检查者外耳道，使耳件的弯曲方向与外耳道一致，向前弯曲。用右手拇指、食指和中指持听诊器胸件，紧贴受试者胸壁皮肤上，听取心音。

2. 按照二尖瓣、主动脉瓣、肺动脉瓣及三尖瓣听诊区的顺序依次听取心音，并根据心音的音调高低、持续时间和间隔时间的长短来仔细区分 S_1 和 S_2。

（三）注意事项

1. 保持室内安静，便于听诊。

2. 听诊器胸件按于听诊部位力度要适宜，不能过重或过轻。橡皮管不得交叉、扭结，且勿与它物摩擦，以免发生摩擦音而影响听诊。

3. 如果呼吸音影响听诊，可令受试者暂停呼吸。

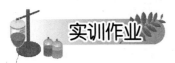

1. 第一心音和第二心音是如何产生的？怎么区分？
2. 心音听诊区与各瓣膜的解剖位置是否一致？

二、动脉血压的测定

人体动脉血压的测定方法有直接测定法和间接测定法。直接测定法即动脉内插管法，是一种创伤性检查方法，临床上较少使用。间接测定法即袖带法，是通过在肱动脉外加压，根据血管音的变化来测定动脉血压，此法因操作方便、无创伤，而被临床普遍采用。本实训主要探讨间接测定法的原理和方法。

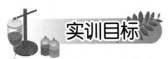

学习并掌握间接测定人体动脉血压的原理和方法，并测定肱动脉收缩压和舒张压的数值。

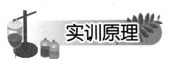

通常血液在血管内流动时并不产生声音，但当施加外力使血管变窄形成涡流时则可发出声音。因此，可以根据血管音的变化用血压计和听诊器间接测定动脉血压。

测量血压时，向缠绕于上臂的袖带内打气加压，经皮肤施加于肱动脉壁上，当外加压力超过动脉内收缩压时，肱动脉内血流被完全阻断，此时用听诊器在受压的肱动脉远端听不到声音。徐徐放气减压，当外加压力等于或稍低于动脉内收缩压而高于舒张压时，在心室收缩期，动脉内有少量血流通过，而心室舒张时无血流通过，血液间断地通过血管时会发出声音，可在被压的肱动脉远端用听诊器听到，此时的压力相当于收缩压；继续放气减压，当外加压力等于或略小于舒张压时,血管内血流由间断变成连续,声音突然由强变弱或消失,此时的压力相当于舒张压。

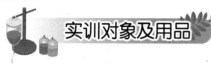实训对象及用品

1. 实训对象　人。
2. 实训材料　血压计、听诊器、笔、记录纸。

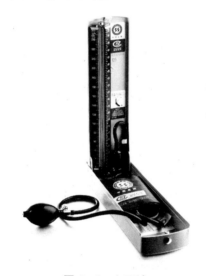

图6-3　血压计

实训步骤与方法

1. 受试者静坐5分钟,待肢体放松、呼吸平稳后,脱去一侧衣袖。

2. 打开血压计开关,松开血压计橡皮球上的螺丝帽,将袖带内气体排尽,然后将螺丝帽旋紧。

3. 受试者前臂平放于桌上,手掌向上,肘关节轻度弯曲,上臂中部与心脏位置同高。将袖带缠于上臂,袖带下缘位于肘窝上2～3 cm处,松紧以能插入一指为宜。

4. 将听诊器耳件塞入外耳道,使耳件弯曲方向与外耳道一致。

5. 一手将听诊器胸件置于肘窝上方的肱动脉搏动处,另一手控制橡皮球和螺丝帽(图6-4)。

6. 向袖带内打气加压,仔细听诊声音变化,在声音消失后继续加压使水银柱再上升20～30 mmHg,扭开螺丝帽,缓慢放气(切勿过快),此时可听到血管音的一系列变化,声音从无到有,由低而高,而后突然变低,最后完全消失。徐徐放气,听诊器第一次出现"崩"样搏动声时,水银柱所示刻度即代表收缩压;当搏动声突然变弱或消失时,水银柱所示刻度即为舒张压。记录血压读数,以收缩压/舒张压[mmng(kPa)]表示,排尽袖带内空气,使压力降为零,重复测定2～3次,记录测压平均值。

7. 测量结束,排尽袖带内余气,整理后放回盒内;将血压计盒盖右倾45°,使水银全部流回槽内,关闭开关,盖上盒盖(图6-5)。

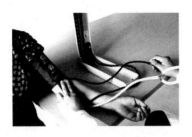

图6-4　测量血压示意图

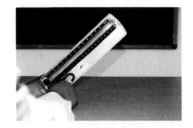

图6-5　右倾血压计盒盖45°

【注意事项】

1. 保持室内安静,以利听诊。

2. 上臂必须与心脏在同一高度。

3. 袖带应平整地缠绕在上臂中部,松紧适宜。勿将听诊器的胸件塞入袖带内。

4. 重复测压时,须先将袖带内空气放尽,使压力降至零再测。

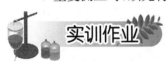

实训作业

1. 如何测定收缩压和舒张压? 说明其原理。

2. 同学之间互测血压,并列表记录下来。

【心音的听诊技能考核评价标准】

班级：　　　　姓名：　　　　学号：　　　　得分：

测试项目	技能要求	分值	得分
实训准备	仪表端庄，服装整洁；熟悉实验内容、原理及相关知识	5	
实训记录	正确、完整填写实训记录	10	
实训操作	按照实验步骤操作，熟悉注意事项	10	
	一、心音听诊 1. 受试者准备； 2. 确定听诊部位； 3. 听诊器耳件的佩戴； 4. 听诊器胸件的拿法和放置； 5. 按照一定的顺序听诊心音； 6. 区分 S_1 和 S_2 二、血压测定 1. 受试者准备； 2. 正确使用血压计； 3. 受试者手臂的放置； 4. 袖带的固定； 5. 听诊器胸件的放置； 6. 橡皮球和螺丝帽的控制； 7. 水银柱高度位置的确定； 8. 能依据听诊声音的变化，判断收缩压和舒张压； 9. 测量结束后血压计的整理	60	
清场	将所用仪器整理后放回原处	5	
实训报告	按时完成实验报告和作业题	10	
合计		100	

（王　杰）

实训七　离体蛙心灌注

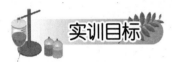

实训目标

学习离体蛙心灌注的方法,观察 Na^+、K^+、Ca^{2+}、肾上腺素(Adr)和乙酰胆碱(ACh)对心脏活动的影响。

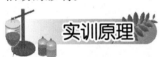

实训原理

心脏正常的节律性活动受到神经的支配,同时还需要一个适宜的内环境(离子浓度、pH等),内环境的变化可直接影响心脏的正常节律性。离体蛙心(排除支配神经的影响)保持在适宜的环境中,在一定的时间内仍然能够保持节律性收缩。本实验采用任氏液模拟体液因素对离体蛙心灌注,改变任氏液的组成成分,离体蛙心的活动就会受到影响。

实训对象及用品

1. 实训对象　牛蛙或蟾蜍。

2. 实训材料　蛙板、常用手术器械、蛙心套管、套管夹、蛙心夹、滴管、支架、滑轮、小烧杯、任氏液、纱布、棉线、张力换能器、计算机信号采集处理系统、0.65%NaCl、2% $CaCl_2$、1% KCl、1:5 000肾上腺素、1:10 000 乙酰胆碱、300 U/ml 肝素。

实训步骤与方法

(一) 制备离体蛙心

1. 用探针破坏蛙的脑和脊髓,仰卧固定于蛙板上。

2. 剪开胸前区皮肤,去除胸骨,一手用眼科镊提起心包膜,一手用眼科剪在心脏收缩时将其剪破,暴露心脏。

3. 在左、右主动脉下方穿一线,并打一活结备用。再在左主动脉下穿一线结扎。

4. 提起结扎线,用眼科剪沿向心方向在左主动脉距分叉 3 mm 处剪一"V"形切口。

5. 将盛有少量任氏液(内加一滴肝素)的蛙心套管插入此口,并向下进入动脉圆锥,然后向动脉圆锥的背部后下方和心尖方向推进,使之在心室收缩时经主动脉瓣插入心室腔内(图 7-1)。此时可见血液冲入套管,其液面伴随着心脏搏动而上下移动。

6. 用滴管吸出套管内的血液,加入新鲜的任氏液。

7. 结扎左、右主动脉以及套管,并将结扎线固定于套管侧壁的小钩上。

8. 剪断结扎线上方的血管,轻轻提起套管和心脏,剪断静脉窦下方的牵连组织,使心脏离体(切勿损伤静脉窦)。

9. 用任氏液反复冲洗心室内余血,至套管内任氏液完全澄清。

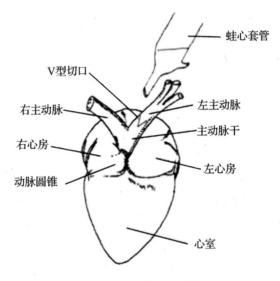

图 7-1　离体蛙心插管

(二)连接实验装置

将带有离体心脏的套管固定在支架上,用蛙心夹夹住少许心尖肌肉,再将蛙心夹上的连线绕过一个滑轮与张力换能器相连,换能器的输出线连接到计算机的"输入"端(图 7-2)。调节实验参数,开始记录心搏曲线。

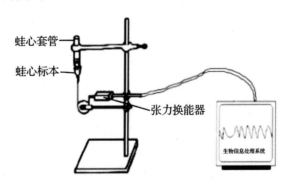

图 7-2　实验装置

（三）观察实验项目

1. 观察并记录心脏在仅有任氏液时的正常心搏曲线。

2. 滴加 0.65％NaCl 溶液并标记,观察到心搏曲线明显变化后,吸去管内溶液,并用新鲜的任氏液清洗 2～3 次,待心搏曲线恢复正常。

3. 同法记录套管中加入 1～2 滴 2％ $CaCl_2$ 溶液后心搏曲线的变化。

4. 同法记录套管中加入 1～2 滴 1％ KCl 溶液后心搏曲线的变化。

5. 同法记录套管中加入 1～2 滴 1∶5 000 肾上腺素溶液后心搏曲线的变化。

6. 同法记录套管中加入 1～2 滴 1∶10 000 乙酰胆碱溶液后心搏曲线的变化。

（四）注意事项

1. 各种溶液的滴管不要混用,以免影响实验结果。

2. 滴加任氏液于心脏表面使之保持湿润。

3. 蛙心夹夹住心尖不能太多,以免夹破心室。

4. 勿使灌流液滴到换能器上。

5. 每次换液时,套管内液面都应保持同一高度。

6. 加试剂时,先加 1～2 滴,如作用不明显可适当补加。

7. 每次换入灌流液或滴加试剂后,心搏曲线一旦出现变化,应立即将套管内液体吸出,并用新鲜任氏液换洗 2～3 次,待心跳恢复正常后方可进行下一步实验。

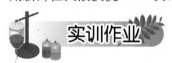
实训作业

1. 将实验结果填入下表,并分析其原因。

加入的试剂、溶液	心肌收缩能力	心率
任氏液		
NaCl		
$CaCl_2$		
KCl		
肾上腺素		
乙酰胆碱		

2. 实验过程中套管内液面为什么每次都应保持同一高度?

【离体蛙心灌注技能考核评价标准】

班级：　　　　　姓名：　　　　　学号：　　　　　得分：

测试项目	技能要求	分值	得分
实训准备	着装整洁；熟悉实验内容、相关知识，正确选择所需的实训材料	5	
实训记录	正确、及时地填写实训记录	10	
实训操作	将实训材料按照一定的次序摆放在实验台上，依据实验步骤进行操作，按时完成	10	
实训操作	1. 破坏脑和脊髓； 2. 固定蛙体； 3. 暴露心脏； 4. 穿线，剪切口； 5. 蛙心插管； 6. 固定套管并用任氏液换洗血液； 7. 连接实验装置，进入检测系统； 8. 观察并记录正常心搏曲线； 9. 观察并记录改变任氏液成分后曲线的变化	60	
清场	清洁实验台、所用仪器设备，并将其摆放整齐	5	
实训报告	按照要求完成实验报告和作业题	10	
合计		100	

（王　杰）

实训八　消化系统标本观察

一、消化管的大体结构

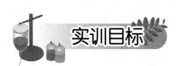
实训目标

1. 消化系统的组成和功能,上、下消化道的概念。

2. 口腔的境界和分部;咽峡的组成;舌的形态和舌黏膜的形态特点,颏舌肌的功能;牙的功能和分类,牙的形态和构造。

3. 咽的位置和形态,咽的分部、各部特点和通邻。

4. 食管长度、形态、位置和分部,食管的狭窄部位及其意义。

5. 胃的形态和位置;胃的分部及各部特点;胃的毗邻。

6. 小肠的分部,十二指肠的位置、分部及其形态;空、回肠的位置、形态及区别。

7. 大肠的分部及其形态特点;盲肠、阑尾的位置和形态及阑尾根部的体表投影;结肠的分部和位置;直肠的位置、形态;肛管的结构特点。

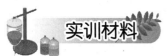
实训材料

1. 消化系统概观标本。

2. 腹腔解剖标本。

3. 人体半身模型。

4. 牙的标本和模型。

5. 头颈部正中矢状面标本。

6. 消化管各段离体切开标本。

7. 骨盆腔正中矢状面标本。

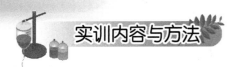

实训内容与方法

1. 在消化系统概况标本、腹腔解剖标本和人体半身模型上，观察消化系统的组成，消化管各段的连续关系及结构特点。

2. 在活体上观察口腔的境界、口腔前庭、固有口腔、硬腭、软腭、腭垂、咽峡、腭扁桃体、舌黏膜及舌乳头、舌系带、舌下阜、牙的形态和排列。

3. 在牙的标本和模型上，观察牙的形态和构造。

4. 在头颈部正中矢状面标本上，观察舌的构造，咽的位置和分部，咽鼓管咽口、咽隐窝、梨状隐窝的位置以及咽的连通关系。

5. 食管长度、形态、位置和分部，食管的狭窄部位及其意义。

6. 在消化管各段，观察胃的形态和位置，胃的分部及各部特点，胃的毗邻。小肠的分部，黏膜的环状襞、十二指肠大乳头；空肠、回肠的区别；大肠的分部及其形态特点；盲肠、阑尾的位置和形态及阑尾根部的体表投影。

7. 在盆腔正中矢状面标本上，观察直肠和肛管的形态，直肠的弯曲。

8. 在活体上作腹部分区，各区的主要脏器。

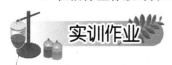

实训作业

1. 咽与哪些结构相通？

2. 写出食管的三个狭窄及其与中切牙的距离。

3. 填写下列结构。

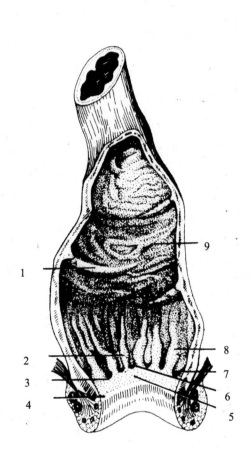

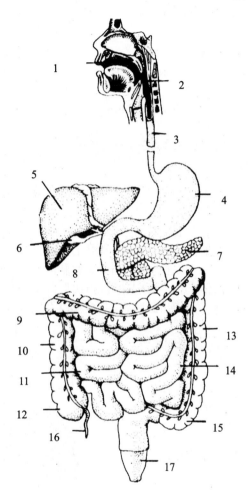

二、消化腺的大体结构

实训目标

1. 腮腺、下颌下腺和舌下腺的位置、形态和导管的开口部位。

2. 肝的形态、位置及体表投影;脏面和膈面的结构特点;肝的毗邻。

3. 胆囊的形态、位置及胆囊底的体表投影。

4. 输胆管道的组成,胆总管与胰管的汇合和开口部位,胆汁的排出途径。

5. 胰的位置和分部。

6. 咽的位置和交通。

实训材料

1. 口腔的离体标本。
2. 肝的离体标本。
3. 胰及十二指肠标本。
4. 头颈部正中矢状切面标本。

实训内容与方法

1. 舌下腺、下颌下腺、腮腺的形态、位置及腺管的行程及开口位置。
2. 在头颈部正中矢状切面标本观察咽的位置、交通、分部及各部主要结构。
3. 肝、胰、胆囊的位置和形态。
4. 在肝的离体标本上,观察肝的形态结构;胆囊的形态和肝外胆道的组成。
5. 在胰及十二指肠标本上,观察胰的形态,胰管的行程和开口位置。
6. 在活体上指出肝的位置,指出肝的上界和下界,以及胆囊底的体表投影。
7. 在标本上指出脏腹膜、壁腹膜以及腹膜的形成结构。

实训作业

1. 填写下列结构。

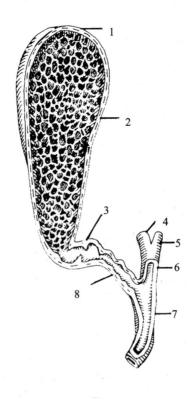

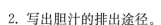

2. 写出胆汁的排出途径。

三、消化系统的微细结构

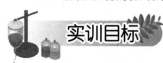
实训目标

1. 消化管的微细结构。
2. 胃和小肠黏膜的微细结构特点。
3. 肝小叶和肝门管区的微细结构。
4. 胰的外分泌部和内分泌部的微细结构。

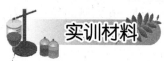
实训材料

1. 胃底切片。
2. 空肠或回肠的切片。
3. 结肠切片。
4. 肝切片。
5. 胰切片。

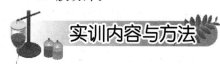
实训内容与方法

（一）学生自己观察

1. 胃底切片（HE 染色），绘图

（1）肉眼观察：近管腔面染成紫蓝色的部分为黏膜，黏膜的深面依次是黏膜下层、肌层和外膜。

（2）低倍镜观察：分辨胃的黏膜、黏膜下层、肌层和外膜，重点观察黏膜。

①黏膜的上皮为单层柱状上皮，上皮细胞界限清楚，细胞质染色较淡，细胞核卵圆形，位于细胞基底部。上皮内陷处为胃小凹。固有层内含有大量的胃底腺，胃底腺之间有少量结缔组织，固有层的深面有平滑肌细胞构成的黏膜肌层。

②黏膜下层为疏松结缔组织。

③肌层为较厚的平滑肌，其层次不易分清。

④外膜为浆膜。

（3）高倍镜观察：胃底腺主要由主细胞和壁细胞构成。

①主细胞:数量最多,分布在胃底腺的中、下部,细胞呈柱状,细胞质嗜碱性,呈淡蓝色,细胞核圆形,位于细胞基底部。

②壁细胞:多分布在胃底腺的中、上部。细胞较大,呈圆锥形或圆形,细胞质嗜酸性,呈红色,细胞核圆形,位于细胞的中央。

(4)高倍镜下绘图——注明上皮、固有层、胃底腺、主细胞、壁细胞。

2. 空肠或回肠横切片(HE 染色)

(1)肉眼观察:近管腔面染成淡紫红色的部分为黏膜,其深面依次为黏膜下层、肌层和外膜。黏膜层与黏膜下层向管腔突出形成皱襞。

(2)低倍镜观察:

①黏膜:游离面有许多肠绒毛,为黏膜的上皮和固有层呈指状突入肠腔。在切片肠绒毛可呈纵切、横切或斜切面。肠绒毛为单层柱状上皮,上皮细胞之间夹有杯形细胞。杯形细胞呈空泡状。上皮的深面为固有层,主要有结缔组织构成,内有切成不同断面的肠腺。肠腺由单层柱状上皮构成,与肠绒毛的上皮相延续。在肠绒毛基底部之间为肠腺开口处。在回肠的固有层内可见集合淋巴小结。

②黏膜下层:为疏松结缔组织,含有小血管、神经等。

③肌层:为平滑肌,分两层,内层环形,外层纵行。

④外膜:为浆膜。

(3)高倍镜观察:选择一条清晰、典型的肠绒毛纵切面,观察绒毛表面的单层柱状上皮、杯形细胞,绒毛中轴内的固有层、中央乳糜管以及毛细血管和平滑肌纤维。

3. 肝切片(HE 染色),绘图

(1)低倍镜观察:组织被结缔组织分隔成许多多边形的肝小叶,肝小叶间结缔组织少,界限不清楚。小叶中央的圆形管腔是中央静脉,中央静脉周围肝细胞呈放射状排列,肝板的断面,称肝索。肝板之间的腔隙为肝血窦。在几个肝小叶邻接处,有较多的结缔组织,其内可见三种结构不同的管腔,为小叶间动脉、小叶间静脉和小叶间胆管,此处为门管区。

(2)高倍镜观察:选择典型的肝小叶和门管区观察。

①肝小叶

·中央静脉:位于肝小叶中央,管壁不完整,周围与肝血窦相通。

·肝板:由肝细胞排列成索条状。肝细胞体积较大,呈多边形,细胞质呈红色,细胞核圆形,居细胞中央,核仁明显,有的肝细胞有双核。

·肝血窦:位于肝板之间。肝血窦的壁由不连续的内皮细胞组成,内皮细胞的核扁而小,染色深。在血窦腔内有时可见肝巨噬细胞。

②门管区

·小叶间动脉:管壁厚,管腔圆而小,由一层内皮细胞和少量环形平滑肌构成,染成红色。

·小叶间静脉:管壁薄,管腔较大,形状不规则,染成红色。

·小叶间胆管:由单层立方上皮构成,细胞质染色淡,细胞核大而圆,染成紫蓝色。

（3）高倍镜下绘图：注明中央静脉、肝板、肝血窦、小叶间动脉、小叶间静脉、小叶间胆管和门管区。

（二）显微电视观看

胃底切片、空肠或回肠切片、结肠切片、肝切片、胰切片。

（三）示教

1. 结肠黏膜。

2. 胰岛和胰腺泡。

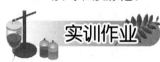

实训作业

1. 扩大小肠表面积的结构有哪些？

2. 高倍镜下绘胃黏膜图——注明上皮、固有层、胃底腺、主细胞、壁细胞。

3. 高倍镜下绘肝脏的组织结构图：注明中央静脉、肝板、肝血窦、小叶间动脉、小叶间静脉、小叶间胆管和门管区。

【消化系统标本观察技能考核评价标准】

班级：　　　　　姓名：　　　　　学号：　　　　　得分：

测试项目	技能要求	分值	得分
实训准备	着装整洁,卫生习惯好 熟悉实验内容、相关知识,正确选择所需的材料及设备	5	
实训记录	正确、及时地记录实训记录	10	
实训操作	将观察的标本、模型、显微镜和切片盒放在实验台上 按照实验步骤进行观察,按时完成	10	
实训操作	1. 在活体上观察口腔内结构; 2. 在牙的标本和模型上,观察牙的形态和构造; 3. 在头颈部正中矢状面标本上,观察舌的结构和咽的结构、位置、分部和交通; 4. 食管长度、形态、位置和分部,食管的狭窄部位及其意义; 5. 在消化管各段,观察胃的形态和位置,胃的分部及各部特点,胃的毗邻,观察小肠的分部,黏膜的环状襞、十二指肠大乳头,空肠、回肠的区别,大肠的分部及其形态特点,盲肠、阑尾的位置和形态及阑尾根部的体表投影; 6. 舌下腺、下颌下腺、腮腺的形态、位置以及各腺管的行程的开口位置; 7. 肝、胰、胆囊的位置和形态; 8. 在肝的离体标本上,观察肝的形态结构,胆囊的形态和肝外胆道的组成; 9. 在胰及十二指肠标本上,观察胰的形态,胰管的行程和开口位置; 10. 在活体上指出肝的位置,指出肝的上界和下界,以及胆囊底的体表投影; 11. 在标本上指出脏腹膜、壁腹膜以及腹膜的形成结构; 12. 观察胃底切片(HE染色),绘图; 13. 观察空肠或回肠横切片(HE染色); 14. 观察肝切片(HE染色),绘图	60	
清场	按要求清洁实验台,摆放好实训器材、所用标本和模型,组织切片放入盒中	5	
实训报告	按时完成实验报告和作业题	10	
合计		100	

（褚世居）

实训九 呼吸系统标本观察

一、呼吸系统的大体结构

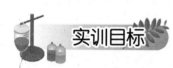
实训目标

1. 呼吸系统的组成和功能,上、下呼吸道的概念。
2. 鼻腔的位置、分部和形态、鼻黏膜的分部。
3. 鼻旁窦的组成及各窦的开口部位。
4. 喉的位置及组成,喉腔的形态和分部,喉的连结。
5. 气管的位置和形态,左、右主支气管的形态特点。
6. 肺的位置、形态、分叶及毗邻。
7. 肺段支气管及支气管肺段的概念。
8. 胸膜和胸膜腔的概念,胸膜的分部及胸膜隐窝的位置。
9. 纵隔的境界、分部和内容物。

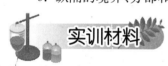
实训材料

1. 呼吸系统概观标本。
2. 胸腔解剖标本。
3. 人体半身模型。
4. 头颈部正中矢状切面标本。
5. 呼吸道各段离体切开标本。
6. 肺标本和模型。
7. 透明肺段模型。
8. 纵隔的标本和模型。

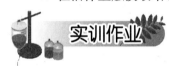 **实训内容与方法**

1. 在呼吸系统概况标本、胸腔解剖标本和人体半身模型上,观察呼吸系统的组成,各器官位置、毗邻,呼吸道各段的连续关系及结构特点,胸膜和胸膜隐窝及纵隔的位置和分部。

2. 在活体上观察鼻根、鼻背、鼻尖、鼻翼及鼻孔,喉的位置及吞咽时喉的运动。

3. 在头颈部正中矢状切面标本上确认:鼻腔外侧壁结构、鼻黏膜分部和形态、鼻中隔的组成和鼻旁窦的开口部位、喉腔的分部、气管的位置。

4. 在气管连肺标本或模型上确认左、右主支气管的形态差别。

5. 在左、右肺标本或模型上确认左、右肺的形态特点和结构。

6. 在呼吸道各段标本上,观察鼻腔的位置、分部和形态、鼻黏膜的分部,鼻旁窦的组成及各窦的开口部位,喉的位置及组成,喉腔的形态和分部,喉的连结及气管的位置和形态,左、右主支气管的形态特点。

7. 在纵隔标本或模型上,识别纵隔的位置和分部,指出各纵隔内的主要器官。

8. 在活体上触摸喉结、环甲正中韧带和环状软骨。

实训作业

1. 气管异物容易发生在哪一侧,为什么?

2. 写出左、右肺的主要区别?

3. 填写下列结构。

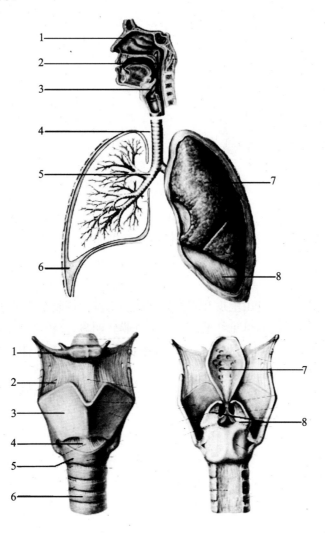

二、呼吸系统的微细结构

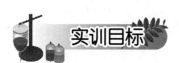

1. 呼吸道的微细结构。

2. 导气部和呼吸部的微细结构特点。

3. 肺的微细结构。

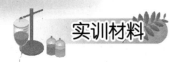

实训材料

1. 气管切片(HE 染色)。
2. 肺切片(HE 染色)。
3. 肺切片(地依红染色)。

实训内容与方法

(一) 学生自己观察

1. 气管切片(HE 染色)

(1) 肉眼观察:含有深蓝色的部分为软骨部,粉红色部分为膜部,凹面为气管黏膜面。

(2) 低倍镜观察:管壁由内向外分为黏膜、黏膜下层和外膜。

(3) 高倍镜观察:

①黏膜:位于气管最内层,由上皮和固有层构成。上皮为假复层纤毛柱状上皮,纤毛细胞间夹有杯状细胞。柱状细胞游面可见纤毛。上皮下基膜较明显,呈粉红色带状结构。固有层位于上皮下,由结缔组织构成。其中可见纵行弹性纤维(气管横切片上弹性纤维呈红色点状)、气管腺的导管、小血管和淋巴细胞。

②黏膜下层:位于黏膜下方,由疏松结缔组织构成,与固有层无明显界限,其中含有混合性的气管腺及腺导管,可作为黏膜下层的标志。

③外膜:由结缔组织和透明软骨构成。膜部由结缔组织和环行平滑肌构成,其中含有较多的气管腺。

2. 肺切片(HE 染色)

(1) 低倍镜观察:肺表面为浆膜,内部分为实质和间质,实质可区分为导气部和呼吸部。

①导气部:肺内小支气管管腔较大,管壁由黏膜、黏膜下层、外膜构成。

黏膜表面被覆有假复层纤毛柱状上皮,纤毛细胞之间夹有杯状细胞,固有层变薄,深层有平滑肌束。黏膜下层位于黏膜深层平滑肌束的外侧,由疏松结缔组织构成,其中含有混合腺。外膜与黏膜下层没有明显分界,由透明软骨片和结缔组织构成,其中所见的小血管为支气管动、静脉的分支,此外,还有小神经束。细支气管及终末细支气管管腔小于小支气管,壁薄,黏膜突向管腔形成许多纵形皱襞。细支气管的结构特点是:起始段上皮与小支气管相似,随后,上皮渐变为单层纤毛柱状上皮,上皮内的杯状细胞和黏膜下层的混合腺及外膜的软骨片明显减少乃至消失,而黏膜固有层的平滑肌相对增多。终末细支气管的结构特点是杯状细胞、混合腺、软骨片完全消失,平滑肌形成完整的环形。

②呼吸部:呼吸性细支气管由于管壁上出现肺泡,故管壁很不规则,管壁不完整。上皮为单层柱状或单层立方上皮,其深面有少量的结缔组织与平滑肌束。肺泡管及肺泡囊与大量肺泡相

连而仅在肺泡开口之间留有少许管壁结构的管为肺泡管。相邻肺泡开口之间的肺泡隔末端呈结节状膨大（在 HE 染色标本呈粉红色）。肺泡囊是许多肺泡的共同开口处，相邻肺泡开口之间无结节状膨大。肺泡切片中所见到的囊泡状结构都是肺泡，相邻肺泡之间的薄层结缔组织为肺泡隔。

（2）高倍镜观察：重点观察肺泡和肺泡隔的结构。肺泡壁两种上皮细胞不易区分，偶尔在肺泡壁上可见较大的立方细胞突向肺泡腔，为Ⅱ型肺泡细胞。肺泡隔内有丰富的毛细血管及大量的胶原纤维和弹性纤维。此外，在肺泡隔内常可见到一种体积大的圆形细胞为肺巨噬细胞。进入肺泡腔的巨噬细胞称为肺泡巨噬细胞。当肺巨噬细胞胞质内见到被吞噬的黑色炭末颗粒时，则称尘细胞。

（3）高倍镜下绘肺泡图——注明上皮、基膜。

3. 肺切片（地依红染色）

（1）低倍镜观察：标本中棕红色的丝状结构都是弹性纤维。

（2）高倍镜观察：在肺的导气部或呼吸部均可见到弹性纤维，肺泡隔内弹性纤维交织成网，肺泡开口周围的弹性纤维多呈环状缠绕。观察时注意肺泡壁内弹性纤维的分布。

（二）数码显微镜观看

气管切片、肺切片。

（三）示教

1. 肺的导气部和呼吸部。

2. 肺的弹性纤维。

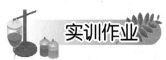

实训作业

1. 肺的导气部和呼吸部各包括有哪些？

2. 高倍镜下绘肺泡图——注明上皮、基膜。

【呼吸系统标本观察技能考核评价标准】

班级：　　　　　姓名：　　　　　学号：　　　　　得分：

测试项目	技能要求	分值	得分
实训准备	着装整洁,卫生习惯好 熟悉实验内容、相关知识,正确选择所需的材料及设备	5	
实训记录	正确、及时地记录实训记录	10	
实训操作	将观察的标本和模型放在实验台上 按照实验步骤进行观察,按时完成	10	
	1. 在呼吸系统概况标本、胸腔解剖标本和人体半身模型上,观察呼吸系统的组成,各器官位置、毗邻,呼吸道各段的连续关系及结构特点,胸膜和胸膜隐窝及纵隔的位置和分部; 2. 在活体上观察鼻根、鼻背、鼻尖、鼻翼及鼻孔,喉的位置及吞咽时喉的运动; 3. 在头颈部正中矢状切面标本上确认:鼻腔外侧壁结构、鼻黏膜分部和形态、鼻中隔的组成和鼻旁窦的开口部位、喉腔的分部、气管的位置; 4. 在气管连肺标本或模型上确认左、右主支气管的形态差别; 5. 在左、右肺标本或模型上确认左、右肺的形态特点和结构; 6. 在呼吸道各段标本上,观察鼻腔的位置、分部和形态、鼻黏膜的分部、鼻旁窦的组成及各窦的开口部位,喉的位置及组成,喉腔的形态和分部,喉的连结及气管的位置和形态,左、右主支气管的形态特点; 7. 在纵隔标本或模型上,识别纵隔的位置和分部,指出各纵隔内的主要器官; 8. 在活体上触摸喉结、环甲正中韧带和环状软骨; 9. 观察气管切片(HE染色); 10. 观察肺切片(HE染色),绘图; 11. 观察肺切片(地依红染色)	60	
清场	按要求清洁实验台,摆放好实训器材、所用标本、模型和切片	5	
实训报告	按时完成实验报告和作业题	10	
合计		100	

（安　梅）

实训十 肺活量、体温的测定

一、肺活量的测定

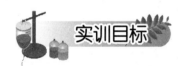

实训目标

1. 学会电子肺量计的使用及肺活量测定的方法。
2. 加深对肺活量概念的理解。

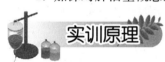

实训原理

电子肺量计采用翼片式远红外气体流量传感器,配以微处理器系统和精密数字电路,能将呼出的气体量,直接在显示屏上以数字显示出来。

实训对象和用品

1. 实训对象　人。
2. 实训用品　电子肺量计、75％乙醇棉球、镊子等。

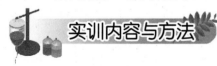

实训内容与方法

1. 学习电子肺量计原理和使用方法(图10-1)。
2. 评估和指导被测者　询问、了解被测者的身体状况;向被测者解释测量肺活量的目的,指导被测者正确配合。

3. 操作步骤

（1）接通电源，按下仪器开关按钮，当液晶显示 0 时候，表示仪器已正常通电开机。

（2）用 75% 乙醇棉球将吹嘴消毒。

（3）受试者先练习做几次深呼吸运动（鼻吸气，口呼气），而后在深吸气之末，迅速捏鼻，对着电子肺量计吹嘴尽力做最大呼气，直至不能再呼气时为止，此时液晶显示器上显示的数值，即为肺活量。如此连测 3 次，取其中最大值为标准。

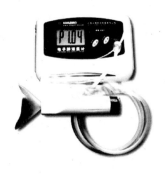

图 10-1 电子肺量计

 实训注意事项

1. 吹气时应防止从鼻孔或口角漏气。

2. 使用时，为了防止交叉感染需对吹嘴进行消毒和清理。

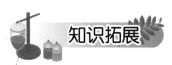 **知识拓展**

肺功能检查目的

肺功能检查是呼吸系统疾病（如慢性支气管炎，支气管哮喘，间质性肺病等）的必要检查之一，可以早期检出肺、气道病变，诊断病变部位及病因，评估疾病的病情严重程度及预后；并且可以评定药物或其他治疗方法的疗效，评估肺功能对手术的耐受力或劳动强度耐受力；以及对危重病人的监护等方面有重要的指导意义。

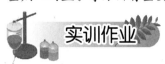 **实训作业**

1. 按下式计算你的肺活量，并与你所测的肺活量进行比较，是否正常？

男性：肺活量 = 2 310 × 体表面积（m^2）

女性：肺活量 = 1 800 × 体表面积（m^2）

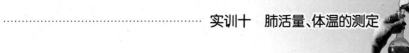

2. 测定肺活量有何临床意义?

二、人体体温的测量

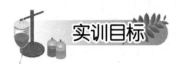
实训目标

掌握水银体温计正确测量和记录体温的方法。

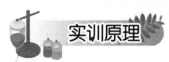
实训原理

水银体温计测量体温是利用水银热胀冷缩的原理。在测体温时,体温计液泡内的水银,受热体积膨胀,水银可由颈部分上升到管内某位置,当与体温达到热平衡时,水银柱恒定。此时为测量温度。

实训对象和用品

1. 实训对象　正常人。
2. 实训用品　水银体温计、75％乙醇棉球。

实训方法和步骤

1. 评估和指导被测者
询问、了解被测者的身体状况;向被测者解释测量体温的目的,指导被测者正确配合。
2. 操作步骤
(1) 洗手,取水银体温计 1 支,检查体温计是否完好,练习看出汞柱的高度。若汞柱高度高于 35 ℃,则拿紧体温计的非汞柱端,甩下汞柱,使之低于 35 ℃。
(2) 测量腋窝温度:令被测者解开衣服,擦干腋窝,再将体温计置于腋窝深处,屈臂过胸夹紧,10 分钟后取出,擦净,记下读数。
(3) 测量口腔(舌下)温度:将消毒过的水银体温计的水银端斜放于舌下,告知被测者紧闭口唇,勿用牙咬,经 5 分钟后取出,擦净,记下读数。与腋窝温度进行比较。
(4) 读取体温后,对体温计消毒。

实训注意事项

1. 如有影响测量体温的因素时,应当推迟30分钟测量。
2. 每次测量前,必须把体温计的水银柱甩至35℃以下。
3. 测口腔体温时要紧闭口唇,勿用牙咬,以防断裂后汞液外流会伤害人体。
4. 测腋窝温度时,体温计要直接与皮肤紧贴,并夹紧,腋窝要保持干燥。
5. 严格掌握测定时间,否则会影响体温值的准确性。

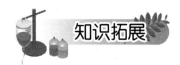 知识拓展

体温相对恒定的意义

低等动物(无脊椎动物及低等脊椎动物、爬行、两栖和鱼类)没有完善的体温调节机制,它们的体温随着环境温度而发生改变,称为变温动物。变温动物只有在其适宜温度范围内才能生长、繁殖和进行正常活动。而当环境温度过高或过低时,它们只有隐蔽起来或进入休眠。

而鸟类、哺乳类,尤其是人类的体温调节机制进化完善,在不同环境温度下都能保持体温相对稳定,为恒温动物。人体温度相对恒定是维持人体正常生命活动的重要条件之一,恒定的体温使机体各器官系统的机能活动持续稳定地保持在较高的水平上,这样就增强了机体适应环境的能力。如体温高于41℃或低于25℃时将严重影响各系统(特别是神经系统)的机能活动,甚至危害生命。很多疾病都可使体温正常调节机能发生障碍而使体温发生变化。临床上对病人检查体温,观察其变化对诊断疾病或判断某些疾病的预后有重要意义。

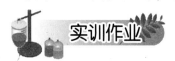 实训作业

统计全班同学口腔(舌下)温度和腋窝温度之差的平均值。

【肺活量、体温的测定实训技能考核评价标准】

班级： 姓名： 学号： 得分：

测试项目		技能要求	分值	得分
素质要求		仪表端庄,服装整洁;态度认真;团队合作精神;遵守实验室守则	10	
实训准备		熟悉实训理论内容、按要求准备好实训用品	10	
实训操作	一、肺活量的测定	1. 评估和指导被测者	10	
		2. 操作要点 (1) 通电开机; (2) 吹嘴消毒; (3) 准确测出受试者肺活量	20	
	二、人体体温的测量	1. 评估和指导被测者	10	
		2. 操作要点 (1) 准备水银体温计; (2) 正确测量腋窝温度; (3) 正确测量口腔(舌下)温度; (4) 体温计消毒	20	
操作后整理		按要求清洁整理实训器材、实验台	5	
作业		按时完成实验报告和作业题	15	
合计			100	

（江增宏）

实训十一 泌尿、生殖系统标本观察

一、泌尿、生殖系统的大体结构

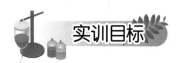

实训目标

1. 泌尿系统的组成和功能。

2. 肾的位置、形态、剖面结构和肾的被膜。在活体确认肾区位置。

3. 输尿管的位置、分部及其狭窄的位置。

4. 膀胱的外形、位置和膀胱三角。

5. 男、女性内、外生殖器的组成。

6. 睾丸、附睾的形态和位置,输精管的形态特点和行程;射精管、输精管及精囊腺的位置关系;射精管的开口部位;精索的位置和内容;精囊腺、前列腺、尿道球腺的形态、位置及功能。

7. 男性尿道的分部、狭窄和弯曲;女性尿道的形态特点和开口部位。

8. 卵巢和输卵管的位置、形态;输卵管的分部和各部的形态结构;子宫的位置、形态、分部及其固定装置。

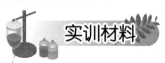

实训材料

1. 腹膜后间隙的脏器标本。

2. 腹腔解剖标本。

3. 泌尿器官标本和模型。

4. 肾的冠状剖面标本和模型。

5. 女性盆腔矢状切面标本和模型。

6. 男性盆腔矢状切面标本和模型。

7. 睾丸、阴茎标本。

8. 女性内生殖器的标本和模型。

9. 女性盆腔器官标本或模型。

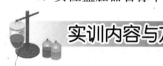

实训内容与方法

1. 在腹膜后间隙的脏器标本或模型上,观察并确认肾的位置、形态及被膜;在活体确认肾区位置;沿肾盂向下观察输尿管的行程和狭窄部位。

2. 在肾的剖面标本上,观察肾实质和肾窦的内容,辨认肾皮质、肾实质、肾盂、肾大盏、肾小盏及肾的被膜。

3. 在男性盆腔正中矢状切面标本上,观察膀胱的位置和毗邻,前列腺、阴茎和男性尿道的形态结构。

4. 在男性生殖器标本上,观察睾丸及附睾位置和形态,查看输精管的起始及行程,前列腺、尿道球腺等的位置和形态。

5. 在女性生殖器标本或模型上,观察卵巢、输卵管的位置和形态,辨认输卵管各部的特点,确认子宫的位置、形态和分部、子宫腔及通连关系。

6. 在女性盆腔正中矢状切面标本上,观察卵巢的位置,子宫的位置、毗邻及子宫的韧带。观察子宫的前倾前屈位,阴道的位置、形态和毗邻,阴道穹与直肠子宫陷凹的关系。

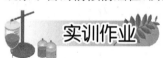

实训作业

1. 写出输精管和输卵管的分部及结扎部位。

2. 男性肾内小结石排出至体外,要经过哪些狭窄?

3. 填写下列结构。

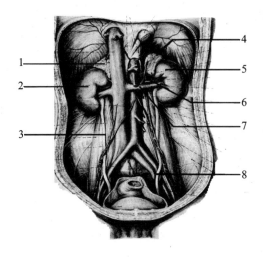

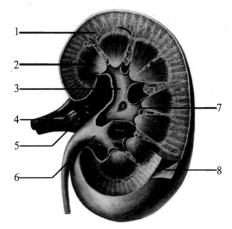

二、泌尿、生殖系统的微细结构

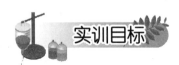

1. 肾的微细结构。
2. 睾丸的微细结构。
3. 卵巢的微细结构。
4. 子宫的微细结构特点。

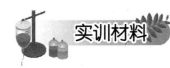

实训材料

1. 肾切片(HE 染色)。
2. 睾丸切片(HE 染色)。
3. 精液涂片(铁苏木素染色)。
4. 卵巢切片(HE 染色)。
5. 子宫分泌期切片(HE 染色)。
6. 子宫分泌期切片(HE 染色)。

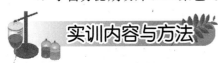

实训内容与方法

(一)学生自己观察

1. 肾切片(HE 染色)

(1) 肉眼观察:此标本为一个肾叶的纵切面,表层深红色部分是肾皮质,深层色淡部分是肾髓质。

(2) 低倍镜观察:管壁由内向外分为黏膜、黏膜下层和外膜。

①被膜:是包在肾表面的一层致密结缔组织薄膜。

②皮质:位于肾实质的外周部分,包括皮质迷路和髓放线两种结构。皮质迷路为皮质内的许多圆球形结构为肾小体,在髓放线之间,含有肾小体的部位是肾皮质迷路,在皮质迷路内可见小叶间动、静脉。髓放线为皮质迷路之间的一些纵断直行的肾小管和集合小管构成髓放线。

③髓质:位于肾皮质的深层,主要由纵行的肾小管和集合小管构成。在皮、髓质交界处的较大血管为弓形动、静脉。

(3) 高倍镜观察

①肾小体:呈圆球形,数量较多。血管球位于肾小体中央,镜下可见大量毛细血管切面以及一些蓝色细胞核,但不易区分为哪一种细胞的核。肾小囊为双层囊,衬在肾小体外周的单层扁平上皮,构成肾小囊壁层;包在血管球毛细血管表面的为肾小囊脏层,因与毛细血管内皮紧密相贴,所以不易分清。肾小囊壁层与脏层之间较窄的腔隙为肾小囊腔。

②肾小管:近端小管曲部位于肾小体附近,数目较多,可见各种断面,管腔小而不规则,管壁细胞为锥体形,细胞界限不清,核圆形,位于细胞基部,胞质嗜酸性较强,染成粉红色,细胞游离面的刷状缘由于被破坏,故表面不整齐。

远端小管曲部也位于肾小体附近,但数量较少,管腔大而不规则,管壁较薄,由立方上皮构成,染色淡,细胞界限较清楚,核圆形位于细胞中央。有时在肾小体血管级附近可见远曲小管切面,其靠近血管级侧的上皮细胞排列比较紧密,细胞呈柱状,核呈椭圆形排列紧密,此即致密斑。近端小管直部及远端小管直部位于髓放线及髓质内,结构分别与近端小管曲部、远端小管曲部相似,只有近端小管直部略矮。细段位于髓质,管腔较小,由单层扁平上皮构成,含核部位较厚,胞核向管腔内隆起。注意与毛细血管区别:毛细血管腔内多有红细胞,且内皮较细段上皮薄,核扁,染色深。

③集合管:分布于髓放线内或髓质内,管腔较大,管壁由单层立方上皮或单层柱状上皮构成,细胞界限清楚,染色较淡。

2. 睾丸切片(HE 染色)

(1) 肉眼观察:呈半圆形、致密、染色深的部分为睾丸。

(2) 低倍镜观察

①白膜和纵隔:睾丸外面有一层致密结缔组织的白膜,表面有间皮,白膜在睾丸与附睾相邻处增厚,内有不规则的腔隙,此处为睾丸纵隔,腔隙即睾丸网。

②生精小管和直精小管:可见上皮管道的管径较粗、管壁较厚,由数层细胞组成者为生精小管。靠近睾丸纵隔,管径很小,只由单层上皮构成者为直精小管。生精小管之间有胞体较大的嗜酸性细胞,为间质细胞。

(3) 高倍镜观察

①生精小管:由生精上皮组成,生精细胞排列成5~10层。有明显的基膜,贴近基膜有肌样细胞,呈扁梭形。注意观察各级生精细胞和支持细胞的特点。

生精细胞的精原细胞位于基膜上,细胞呈圆形,胞体较小,核圆形,染色较深。

初级精母细胞在精原细胞的内侧,有 2~3 层细胞,胞体最大,呈圆形,核也较大,常呈有丝分裂状态。次级精母细胞在初级精母细胞的内侧,胞体较小,结构与初级精母细胞相似。在切片上不易见到。精子细胞多存在于近管腔处,细胞体积很小,胞质嗜酸性,核圆形,染色很深。精子为成熟的生精细胞,多靠近管腔,精子头部小,呈梨形,染色很深。支持细胞位于各级生精细胞之间,细胞轮廓不清。核呈卵圆形或三角形,染色浅,核仁明显,位于精母细胞内侧。

②睾丸间质细胞:多成群存在于生精小管间的结缔组织中。细胞呈圆形,椭圆形或多角形,胞质嗜酸性,有时可见棕黄色色素颗粒。核大而圆,常偏于一侧,核仁明显。

3. 精液涂片(铁苏木素染色)

高倍镜观察:观察精子的全貌。精子头部椭圆形,色深,尾部呈细线状。

4. 卵巢切片(HE 染色)

(1) 肉眼观察:卵巢的周边部为皮质,其中可见大小不等的卵泡,中央较疏松的部分为髓质。

(2) 低倍镜观察:卵巢的表面覆有单层扁平上皮或立方上皮。其下方由致密结缔组织构成白膜。

①皮质:在卵巢的周边部,含有发育不同阶段的各级卵泡和卵泡间的结缔组织。原始卵泡位于白膜下方,数量多,体积小,中央有一较大的初级卵母细胞,核大而圆、色浅、核仁明显,初级卵母细胞周围有一层扁平的卵泡细胞。初级卵泡中央为增大的初级卵母细胞,表面有嗜酸性均质的透明带。卵泡细胞为单层立方、柱状或多层。次级卵泡的初级卵母细胞周围的卵泡细胞层

增生,细胞间出现一些大小不一的腔隙,小腔逐渐合并成一个较大的腔,即卵泡腔,内含卵泡液。

由初级卵母细胞与周围的一些卵泡细胞组成。因卵泡液增多和卵泡腔扩大,将初级卵母细胞与周围的一些卵泡细胞挤到卵泡腔的一侧,形成一个凸入卵泡腔的隆起为卵丘。紧贴卵细胞的一层卵泡细胞呈柱状整齐排列成放射状,为放射冠。颗粒层为卵泡腔周围的构成卵泡壁的卵泡细胞。卵泡膜由卵泡外周的梭形细胞组成,分内、外两层。内层含较多的多边形或梭形的膜细胞及丰富的小血管。外层纤维多、血管少,细胞也少,并有少许平滑肌细胞。成熟卵泡突向卵巢表面,卵泡腔很大,颗粒层相应变薄,标本上很难见到。闭锁卵泡可见有的卵泡的卵母细胞核固缩,形态不规则,卵泡细胞小且分散分布。有的卵母细胞和卵泡细胞消失,透明带塌陷或缺无。膜细胞肥大,变成多面形的上皮样细胞即间质细胞,被结缔组织和血管分割成散在细胞团或细胞索,称为间质腺。

②髓质:由疏松结缔组织构成,其中富有血管、神经。

(3)高倍镜下绘次级卵泡图——注明初级卵母细胞、卵泡腔、卵丘、放射冠、颗粒层。

5. 子宫增生期切片(HE染色)

(1)肉眼观察:标本上着色深的一侧为黏膜面。

(2)低倍镜观察

①内膜:可见上皮及固有层。固有层内有各种断面的子宫腺,腺管较直,腺腔较规则。

②肌层:由很厚的平滑肌组成。肌纤维分层排列,血管很多。

③浆膜:成于结缔组织和间皮。

(3)高倍镜观察:着重观察子宫内膜。

①上皮:为单层柱状上皮,由纤毛细胞和分泌细胞组成。

②固有层:由结缔组织组成,内含有大量梭形的基质细胞,大量的淋巴细胞及夹杂其间有粒白细胞、巨噬细胞等。子宫腺腺细胞染色较深,腺腔狭窄且规则,螺旋动脉位于基底层的深部。

6. 子宫分泌期切片(HE染色)

(1)肉眼观察:颜色较深的一侧为内膜,其余部分为肌层。

(2)低倍镜观察:与增生期子宫内膜对比,分泌期的内膜有如下改变。

①内膜:较增生期增厚,呈海绵状。

②子宫腺:扩张、弯曲、腺腔扩大,断面呈星形,腔内有分泌物储存。

③血管:镜下可见成串的小动脉横断面,为弯曲走行伸入到内膜浅层的螺旋动脉。

(3)高倍镜观察:着重观察子宫内膜。

①上皮:为单层柱状,少数细胞有纤毛。

②固有层:成于富有细胞的幼稚结缔组织。基质细胞体积较大,核椭圆形,染色质细小,胞质着色浅。子宫腺亦为单层柱状上皮,腺细胞较增生期变高变大,染色较浅,腺腔扩大呈星形。小动脉即螺旋动脉,管腔圆而小,壁厚。内膜浅层的窦样毛细血管充血扩张。

（二）数码显微镜观看

肾切片、卵巢切片、睾丸切片。

（三）示教

1. 肾小球结构。

2. 生精小管的上皮细胞。

3. 各级卵泡的形态结构。

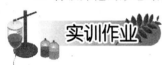 实训作业

1. 简述肾单位的组成和功能？

2. 写出生精细胞和卵泡不同发育阶段的名称。

3. 高倍镜下绘次级卵泡图——注明初级卵母细胞、卵泡腔、卵丘、放射冠、颗粒层。

【泌尿生殖系统标本观察技能考核评价标准】

班级： 姓名： 学号： 得分：

测试项目	技能要求	分值	得分
实训准备	着装整洁,卫生习惯好 熟悉实验内容、相关知识,正确选择所需的材料及设备	5	
实训记录	正确、及时地记录实训记录	10	
实训操作	将观察的标本和模型放在实验台上 按照实验步骤进行观察,按时完成	10	
实训操作	1. 在腹膜后间隙的脏器标本或模型上,观察并确认肾的位置、形态及被膜;在活体确认肾区位置。沿肾盂向下观察输尿管的行程和狭窄部位; 2. 在肾的剖面标本上,观察肾实质和肾窦的内容;辨认肾皮质、肾实质、肾盂、肾大盏、肾小盏及肾的被膜; 3. 在男性盆腔正中矢状切面标本上,观察膀胱的位置和毗邻,前列腺、阴茎和男性尿道的形态结构; 4. 在男性生殖器标本上,观察睾丸及附睾位置和形态,查看输精管的起始及行程,前列腺、尿道球腺等的位置和形态; 5. 在女性生殖器标本或模型上,观察卵巢、输卵管的位置和形态,辨认输卵管各部的特点,确认子宫的位置、形态和分部、子宫腔及通连关系; 6. 在女性盆腔正中矢状切面标本上,观察卵巢的位置,子宫的位置、毗邻及子宫的韧带;观察子宫的前倾前屈位,阴道的位置、形态和毗邻,阴道穹与直肠子宫陷凹的关系; 7. 观察肾切片(HE染色); 8. 观察睾丸切片(HE染色); 9. 观察卵巢切片(HE染色),绘图; 10. 观察精子涂片(铁苏木素染色); 11. 观察子宫切片(HE染色)	60	
清场	按要求清洁实验台,摆放好实训器材、所用标本、模型和切片	5	
实训报告	按时完成实验报告和作业题	10	
合计		100	

（安 梅）

实训十二　影响尿生成的因素

实训目标

学习膀胱插管技术,记录家兔尿量,掌握神经体液因素(生理盐水、葡萄糖、去甲肾上腺素、呋塞米、垂体后叶素)对尿生成的影响。

实训原理

尿的生成过程包括肾小球的滤过、肾小管和集合管的选择性重吸收和分泌三个基本环节。凡是能影响尿生成环节的因素,均可引起尿在质或量上发生改变。

实训对象及用品

1. 实训对象　家兔。

2. 实训材料　电子秤、兔手术台、动物手术器械、膀胱插管、记滴器、注射器、棉线、纱布、培养皿、引流管、生物信号采集处理系统、20%氨基甲酸乙酯溶液、生理盐水、20%葡萄糖溶液、1∶10 000去甲肾上腺素溶液、1 000 U/L垂体后叶素、呋塞米(速尿)。

实训步骤与方法

(一)麻醉固定

家兔称重后,以5 ml/kg体重剂量从耳缘静脉注射20%氨基甲酸乙酯。待兔麻醉后,将其仰卧固定于兔手术台上。

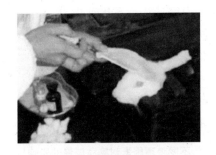

图一 耳缘静脉注射

（二）膀胱插管

在耻骨联合上方，沿中线做长约 4 cm 的切口，沿腹白线打开腹腔，轻拉膀胱至腹壁外。认清膀胱结构后，用止血钳提起膀胱前壁（靠近顶端部分），选择血管较少处切一纵行小口，插入膀胱插管，用线结扎固定。结扎膀胱颈部，阻止尿液通过尿道流出。使插管的引流管出口处低于膀胱水平，用培养皿盛接由引流管流出的尿液。手术完毕后，用浸有生理盐水的温热纱布覆盖腹部创口。

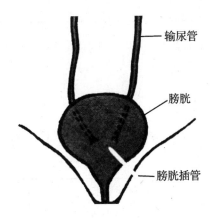

输尿管

膀胱

膀胱插管

图二 膀胱插管

（三）观察项目

1. 记录注射药物之前的正常排尿量（滴/分）。

2. 从耳缘静脉快速注射 37 ℃ 生理盐水 20 ml，记录尿量的变化。

3. 待尿量恢复正常后静脉注射 20% 葡萄糖溶液 5 ml，记录尿量的变化。

4. 同法静脉注射 1∶10 000 去甲肾上腺素溶液 0.5 ml，记录尿量的变化。

5. 同法静脉注射呋塞米（5 mg/kg），记录尿量的变化。

6. 同法静脉缓慢注射 1 000 U/L 垂体后叶素 2 U，记录尿量的变化。

（四）注意事项

1. 防止动物麻醉过度，注意加强动物保温和减少失血。

2. 每次注射药物前都应在尿量恢复正常后进行。

3. 注意保护耳缘静脉，尽量先打远端，逐步移向耳根。

4. 小剂量注射某种药物后，应随即注射 1～2 ml 生理盐水，将残留药物推入家兔体内，使药物及时进入血液循环。每次注射完毕尽量不拔针头,换针管后注射下一种药物。

5. 插管前,将管内注满生理盐水,以防止插管后凝血堵塞,无法导尿。

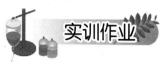 实训作业

1. 将实验结果记录在下面的表格中。

不同处理因素对家兔尿量的影响

处理因素	尿流量(滴/分)	
	处理前	处理后
生理盐水		
葡萄糖溶液		
去甲肾上腺素溶液		
呋塞米		
垂体后叶素		

2. 分析静脉注射生理盐水、葡萄糖、去甲肾上腺素、呋塞米和垂体后叶素引起尿量变化的原因。

【尿生成的影响因素技能考核评价标准】

班级:　　　　　姓名:　　　　　学号:　　　　　得分:

测试项目	技能要求	分值	得分
实训准备	服装整洁;熟悉实验内容、相关知识,正确选择所需的材料及设备	5	
实训记录	正确、完整地填写实训记录	10	
	将实训材料按照实验开展的先后顺序摆放在实验台上,依据实验步骤进行操作	10	
实训操作	1. 静脉麻醉; 2. 仰卧固定; 3. 解剖、分离膀胱; 4. 膀胱插管; 5. 引流尿液; 6. 连接实验装置,计算排尿量; 7. 记录正常排尿量; 8. 观察并记录神经体液因素对尿生成的影响	60	
清场	清洁仪器设备、实验台,整理所用材料	5	
实训报告	按要求完成实验报告和作业题	10	
合计		100	

(王　杰)

实训十三　视器和前庭蜗器标本观察

一、视器

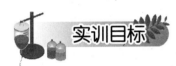

实训目标

1. 眼球壁的层次、形态和分布。
2. 眼球内容物的组成和各组成部分的形态、结构。
3. 眼睑的形态和结构特点。
4. 泪器的组成和泪腺的位置及泪液的排出途径。
5. 眼外肌的名称和位置。
6. 在活体上辨认角膜、巩膜、虹膜、瞳孔、睑结膜、球结膜、结膜穹、睑缘、内眦、外眦和泪点。

实训材料

1. 眼球标本或模型。
2. 眼动脉和眼静脉的标本或模型。
3. 泪器的解剖标本。
4. 眼外肌的标本或模型。
5. 相关挂图。

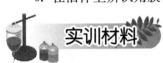

实训内容与方法

1. 在眼球放大模型或标本上,观察眼球壁的层次结构、眼球内容物的位置结构及房水循环。
2. 在眼外肌的标本或模型上,观察上睑提肌,上、下、内、外直肌及上、下斜肌的起止、位置

和肌束的方向并判断其作用。

    3. 泪器的解剖标本观察：泪腺和泪道的形态和位置。

    4. 在活体上观察眼的表面结构：眼睑、结膜、睫毛、泪点、角膜、巩膜与瞳孔等。

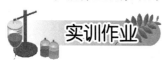

实训作业

1. 简述眼球壁的分部和形态。

2. 房水的产生部位及循环途径？

3. 光线经过哪些结构到达视网膜上？

4. 当视物时，晶状体的曲度是如何调节的？

5. 填图。

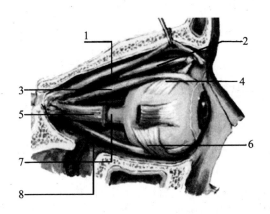

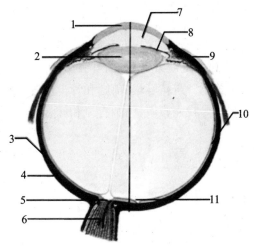

二、前庭蜗器

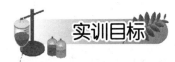

1. 外耳的组成,耳郭和外耳道的形态,鼓膜的形态和位置。
2. 鼓室各壁的构成及其主要的毗邻,各听小骨的名称及其连接。
3. 乳突窦、乳突小房和咽鼓管的形态、位置。
4. 骨迷路和膜迷路各部的形态、位置及听觉感受器、位觉感受器的名称位置。

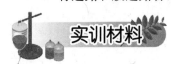

1. 颞骨的锯开标本和颅骨标本。

2. 耳放大模型。

3. 内耳放大模型。

4. 听小骨标本或模型。

5. 有关挂图。

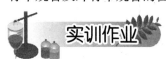
实训内容与方法

1. 结合活体观察耳郭的形态；耳的放大模型上观察外耳道的分部和弯曲，鼓膜的形态、位置和分部。

2. 在耳的放大模型或解剖标本上观察，确定中耳、内耳的主要形态结构。观察鼓室的形态、位置和鼓室的各壁及鼓室各壁与周围结构的关系，乳突小房、乳突窦、鼓管的形态、位置及其与鼓室间的连通关系。

3. 对照听小骨标本观察三个听小骨的位置、形态。

4. 取耳的解剖标本和内耳的模型观察，明确内耳在颞骨中的位置以及骨迷路和膜迷路的形态结构以及他们之间的位置关系。辨认耳蜗、前庭和骨半规管，依据方向确认前骨半规管、后骨半规管及外骨半规管的位置。寻找壶腹嵴、椭圆囊斑和球囊斑、螺旋器的位置。

实训作业

1. 简述鼓膜的位置和形态。

2. 小儿为何易患中耳炎？

3. 简述声波的传导途径？

4. 填图。

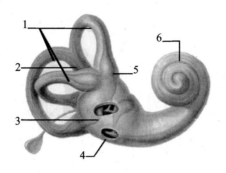

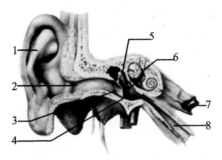

【感觉器官标本观察技能考核评价标准】

班级：　　　　　　姓名：　　　　　　学号：　　　　　　得分：

测试项目	技能要求	分值	得分
实训准备	着装整洁,卫生习惯好 熟悉实验内容、相关知识,正确选择所需的材料及设备	5	
实训记录	正确、及时地记录实训记录	10	
实训操作	将观察的标本和模型放在实验台上 按照实验步骤进行观察,按时完成	10	
实训操作	1. 眼球壁的层次,眼球壁各层的形态和分部,眼球内容物的组成和各组成部分的形态、结构; 2. 眼睑的形态和结构。了解结膜的形态、位置和分部; 3. 泪器的组成和泪腺的位置及泪液的排出途径; 4. 眼球外肌的名称、位置和作用; 5. 外耳的组成,耳郭和外耳道的形态。了解鼓膜的形态和位置; 6. 鼓室各壁的构成及其主要的毗邻,各听小骨的名称及其连接; 7. 乳突窦、乳突小房和咽鼓管的形态、位置及它们之间的通连关系; 8. 骨迷路和膜迷路各部的形态、位置及听觉感受器、位觉感受器的名称位置	60	
清场	按要求清洁实验台,摆放好所用标本和模型	5	
实训报告	按时完成实验报告和作业题	10	
合计		100	

（张　磊）

实训十四　瞳孔对光反射和视野、色盲的测定

一、瞳孔对光反射

实训目标

1. 能说出对光反射检查的要点。
2. 能正确进行对光反射检查。

实训原理

瞳孔对光反射是指眼受光线刺激后瞳孔会缩小。当光线照射一侧瞳孔时,不仅使同侧瞳孔缩小而且对侧瞳孔缩小。

实训对象和用品

1. 实训对象　人。
2. 实训用品　手电筒,遮光板。

实训方法和步骤

1. 检查者与被检者相对而坐,询问受检者有无使用影响瞳孔的药物史(如阿托品,托吡卡胺、毛果芸香碱等,以及全身应用吗啡、氯丙嗪等药物)。
2. 观察双侧瞳孔是否等大等圆,边缘是否整齐(注意检查应当在光线不很明亮的室内进行)。

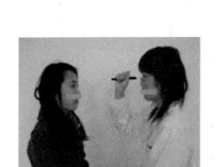

图 14 - 1 检查瞳孔对光反射

3. 右手持手电筒,光源自外侧迅速移向受检者左侧瞳孔,同时观察左侧瞳孔有无立即缩小,移开光源后瞳孔有无迅速复原。此为瞳孔的直接对光反射。

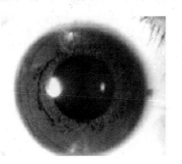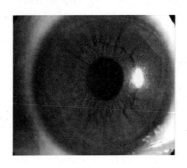

图 14 - 2 瞳孔对光反射

4. 将遮光板放在受检者鼻梁中间,用以遮挡检查光线。

5. 右手持手电筒,光源自外侧移向受检者左侧瞳孔,同时观察右侧瞳孔有无立即缩小,移开光源瞳孔有无迅速复原,此为瞳孔的间接对光反射。

6. 同法行右眼检查。

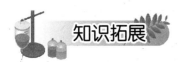

瞳孔对光反射的注意事项

瞳孔对光反射是眼科常规检查,无禁忌证。为保证结果的可靠性,检查时应注意:①瞳孔缘后粘连时,检查瞳孔反射没有实际意义。②照射瞳孔的光线不应太强或太弱。③检查时应让患者注视远处目标,光线自外侧照入,避免与近反射引起的瞳孔改变相混淆。④检查儿童时,请家长或他人帮助在远处设置一目标。

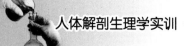

二、视野检查法

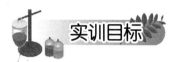

1. 能说出视野对比检查法的要点。
2. 能正确进行视野对比检查。

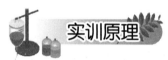

视野是单眼固定注视正前方时所能看得到的空间范围,此范围又称周边视力,也就是黄斑中央凹以外的视力。正常视野范围:颞侧＞鼻侧;下方＞上方;不同颜色背景下视野范围不同,白色最大,绿色最小。借助此种检查可以了解整个视网膜的感光功能,并有助于判断视力传导通路及视觉中枢的机能。

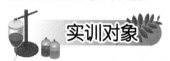

实验对象　人。

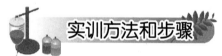

1. 被检者背光与检查者相对而坐,距离0.5m(约为一臂距离)。
2. 遮盖被检者左眼,嘱右眼注视检查者左眼,同时检查者闭合右眼。
3. 在患者和检查者间等距离处伸出一手指,由周边向中心移动,探测视野范围。
4. 完成左、右、上、下、左上、左下、右上、右下共八个方向。
5. 与检查者之正常视野互相对比,可得出初步视野。
(注意:①检查者应具有正常视野;②检查结果较粗糙)。

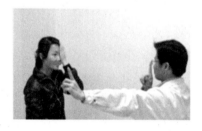

图14-3　检查视野

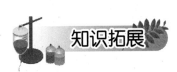

知识拓展

视野检查的临床意义

视路的任何部位有病变,必然在视野上反映出来,眼科医师和神经科医师可根据视野改变和临床其他检查结果,分析出病变的部位、性质以及预后。判断病变部位:①患侧眼全盲,对侧眼正常——视交叉前视神经。②双眼颞侧偏盲——视交叉正中。③不对称性双眼同侧上象限偏盲——视放射前段。④不对称性同侧偏盲——视放射中段。⑤对称性同侧中心性偏盲——枕叶部。

三、色觉检查法

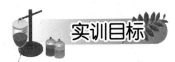

实训目标

1. 能说出色觉检查的要点。
2. 能正确进行色觉检查。

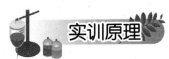

实训原理

色觉的产生是视锥细胞的功能,人眼视网膜视锥细胞内有三种不同的感光色素,它们分别对红光、蓝光和绿光吸收率最高,红、绿、蓝三种光混合比例不同,就可形成不同的颜色,从而产生各种色觉。红、绿、蓝三种颜色称为三原色。若色觉异常可用色盲图检查出来。

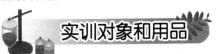

实训对象和用品

1. 实训对象 人。
2. 实训用品 色觉检查图。

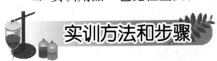

实训方法和步骤

1. 在明亮弥散光下(日光不可直接照到图上),展开检查图。

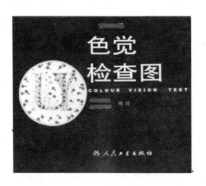

图 14－4　色觉检查图（见书后彩图）

2. 受检者双眼距离图面 60～100 cm（两眼分别接受检查）。

3. 先用"示教图"教以正确读法。

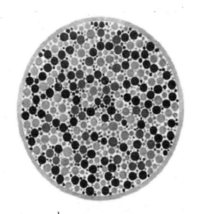

图 14－5　色觉示教图（见书后彩图）

4. 任选一组图让受检者读出图上数字或图形。

注意：一般体检者可采用简单数字组，成人文盲可采用简单几何图形组，儿童采用动物图形。特殊检查（即较精细的检查，如特种兵体检）可采用较复杂数字组，必要时可采用多组检查。

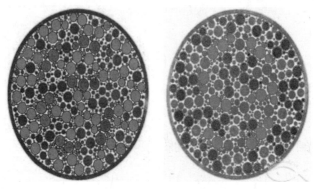

图 14－6　色觉图显示的数字或图形（见书后彩图）

5. 对结果有疑问时，应反复检查，以求确实。

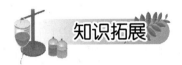

知识拓展

色觉检查的重要性

色觉是眼功能的一个基本而重要的组成部分,多种职业要求有正常的色觉。如交通、冶炼、医学、美术、化工、织染等。因此体格检查是色觉检查时常规的项目。

【瞳孔对光反射、视野和色盲的测定实训技能考核评价标准】

班级：　　　　　姓名：　　　　　学号：　　　　　得分：

测试项目		技能要求	分值	得分
素质要求		仪表端庄,服装整洁;态度认真;团队合作精神;遵守实验室守则	10	
实训准备		熟悉实训理论内容、按要求准备所需的实训器材	10	
实训操作	一、对光反射	1. 询问受检者有无使用影响瞳孔的药物史; 2. 观察双侧瞳孔是否等大等圆,边缘是否整齐; 3. 右手持手电筒,光源自外侧迅速移向受检者左侧瞳孔,观察瞳孔的直接对光反射; 4. 将遮光板放在受检者鼻梁中间,右手持手电筒,光源自外侧移向受检者左侧瞳孔,观察瞳孔的间接对光反射; 5. 同法行右眼检查; 6. 记录双眼直接、间接对光反射情况	20	
	二、视野检查	1. 遮盖受检者左眼,嘱右眼注视检查者左眼,同时检查者闭合右眼; 2. 在患者和检查者间等距离处伸出一手指,由周边向中心移动,探测视野范围; 3. 完成左、右、上、下、左上、左下、右上、右下八个方向; 4. 与检查者之正常视野互相对比,可得出初步视野	20	
	三、色觉检查	1. 展开检查图; 2. 确认受检者双眼距离图面60～100 cm; 3. 先用"示教图"教以正确读法; 4. 任选一组图让受检者读出图上数字或图形; 5. 对结果有疑问时,应反复检查,以求确实	20	
操作后整理		按要求清洁整理实训器材、实验台	5	
作业		按时完成实验报告和作业题	15	
合计			100	

（张　磊）

实训十五 神经系统标本观察

一、中枢神经系统

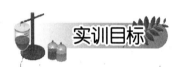

1. 脊髓的位置和外形。脊神经根与脊髓的连接概况；脊髓灰、白质的分布，脊髓白质各索中主要传导束的名称和位置。

2. 脑的分部及各部的位置。脑干的组成和外形，第3～12对脑神经连脑干部位及有关的核团在脑干内的位置。脑干内白质的组成和走行部位，内侧丘系交叉、内侧丘系的组成，锥体束的走行和锥体交叉的部位。脑干网状结构的状况。

3. 小脑的位置、外形及内部结构。第四脑室的位置、交通关系及第四脑室正中孔和外侧孔的位置。

4. 间脑的位置和分部。丘脑的位置和形态及主要核团名称。内、外侧膝状体的位置。下丘脑的位置和组成。第三脑室的位置和交通关系。

5. 大脑半球各面的主要沟回、分叶及嗅球和嗅束的位置。

6. 大脑半球内部主要结构；基底神经核的组成和位置；胼胝体的位置和形态；内囊的位置。

7. 脑和脊髓被膜的分布，硬膜外腔（隙）的位置及内容；硬脑膜与颅骨骨膜的关系；大脑镰、小脑幕的形态和位置；硬脑膜静脉窦的位置及交通关系。

8. 蛛网膜的位置、分部和形态特点。蛛网膜下腔的位置、内容和交通关系。小脑延髓池、终池和蛛网膜颗粒的位置。

9. 软膜的位置、分部和结构特点。

10. 大脑前动脉、大脑中动脉和大脑后动脉的行程及其皮质动脉的分布范围，大脑中动脉发出中央支的行程和分布。基底动脉环的位置和组成。脊髓动脉的行程和分支及其分布。

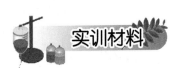

实训材料

1. 离体脊髓标本和模型。
2. 切除椎管后壁的脊髓标本。
3. 脊髓胸段切面标本和脊髓横切面模型。
4. 整脑标本和脑正中矢状切面标本。
5. 脑干和间脑标本。
6. 脑神经核模型或电动脑干模型及传导通路模型。
7. 小脑水平切面染色标本。
8. 大脑水平切面标本。
9. 冻脑剥离标本。
10. 脑室标本或模型。
11. 脊髓和脑的血管色素灌铸标本。
12. 脑膜标本及头部正中矢状切面标本。

实训内容与方法

（一）脊髓

1. 脊髓的外形：取离体脊髓标本观察颈膨大、腰骶膨大。在腰骶膨大以下观察脊髓圆锥及其下方的终丝。辨认脊髓的表面纵行排列的纵沟：前正中裂、前外侧沟、后正中沟和后外侧沟，并在沟内观察脊神经前、后根。

2. 脊髓的位置：取切除椎管后壁的脊髓标本，用镊子向两侧拉开脊髓表面的被膜观察：①脊髓的上下界；②脊髓节段；③脊神经根的走向；④马尾。

3. 脊髓的内部结构：取胸髓的横切面标本置于放大镜下观察。

（1）脊髓表面的六条沟、裂。

（2）灰质：观察其形状及前角、后角和侧角的特点。

（3）白质：辨认前索、侧索和后索；取脊髓横断面模型，辨认皮质脊髓侧束、皮质脊髓前束、脊髓丘脑束、薄束、楔束以及红核脊髓束、网状脊髓束和前庭脊髓束的位置。

（二）脑

1. 脑的概况：取整脑标本和脑的正中矢状切面标本或模型观察脑的分部，在脑标本上指出间脑的位置。

2. 脑干：自下而上观察延髓、脑桥和中脑的三部分；在观察过程中应注意各对脑神经的连脑部位。取脑干标本和模型按下述顺序观察：

（1）腹侧面

①延髓：观察与脊髓的同名沟、裂相续的前正中裂和前外侧沟及锥体和锥体交叉，并观察第9~12对脑神经根所连部位。

②脑桥：观察其腹侧面膨隆的中部，辨认基底沟；在两侧变细处观察三叉神经根。并在脑桥延髓沟内辨认展神经、面神经和前庭蜗神经根。

③中脑：辨认大脑脚和脚间窝，并在脚间窝内观察动眼神经根。

（2）背侧面

①延髓：观察与脊髓同名沟相续的后正中沟和后外侧沟。辨认楔束结节和薄束结节。

②脑桥：观察菱形窝底的结构。

③中脑：辨认上丘和下丘以及下丘下方的滑车神经根。

（3）脑干的内部结构：取脑神经核模型和电动脑干模型，进行观察。并说出脑神经核的名称和位置，再观察多数脑神经名称与有关脑神经核的名称相一致情况，但也有例外，如孤束核和疑核。

再取传导通路模型，结合电动脑干模型观察上行纤维束和下行纤维束在脑干内的行走部位；并观察锥体交叉和内侧丘系交叉的位置。

3. 小脑

（1）小脑的外形：观察离体小脑标本，注意区别小脑上、下面。在本实验中应着重观察：

①小脑蚓：是小脑中部缩细而卷曲的部分。

②小脑半球：是小脑蚓外侧膨大的部分。半球的下面，小脑蚓部的两侧各有一个膨大，即小脑扁桃体。

（2）小脑的内部结构：观察小脑水平切面染色标本，小脑灰质位于白质的表面，故又称皮质；白质的深面有灰质团块，即小脑核，共四对，其中最大的一对叫齿状核，顶核位于齿状核的前内侧。

4. 第四脑室：借助脑正中矢状切面标本并结合脑室模型观察该脑室的位置、组成及交通。

5. 间脑：取间脑和脑干模型，结合脑的正中矢状切面标本观察：

（1）丘脑：观察其形状，辨认内侧膝状体、外侧膝状体，了解其毗邻。观察松果体。

（2）下丘脑：由前向后依次观察视交叉、灰结节及相连的漏斗和脑垂体。灰结节后方的一对隆起为乳头体；注意观察视交叉前连视神经，后连视束。

6. 端脑

（1）大脑半球的外形：利用大脑半球标本及结合挂图，分辨外侧面、内侧面和下面。再观察辨认以下主要内容：

叶间沟及分叶：主要观察辨认外侧沟、中央沟、顶枕沟、额叶、枕叶、顶叶、颞叶、岛叶。

（2）大脑半球重要沟回

①大脑半球上外侧面的主要沟、回。

• 额叶：主要观察辨认中央前沟、中央前回、额上、下沟、额上、中、下回。

·顶叶：主要观察辨认中央后沟、中央后回、顶间沟、顶上小叶、顶下小叶，并辨认缘上回和角回。

·颞叶：主要观察辨认颞上、下沟、颞上、中、下回和颞横回。

②大脑半球内侧面的主要沟、回：主要观察辨认胼胝体沟与海马沟、扣带沟与扣带回、距状沟、中央旁小叶、侧副沟、海马旁回和钩、边缘叶组成。

③大脑半球的下面主要沟回：观察辨认嗅球、嗅束。

（3）大脑半球的内部结构

①皮质：取大脑水平切面标本观察大脑半球的不同部位，比较皮质的厚度。

②基底核：首先取脑干及间脑的标本和模型观察豆状核、尾状核和杏仁体的形态及其与丘脑的位置关系，然后以大脑水平切面标本观察豆状核、尾状核的切面形状和构造。杏仁体因位置低，在此切面上不能看到。

③白质

·胼胝体：通过脑的正中矢状切面标本和冻脑剥离标本观察其形态、结构和特点。

·内囊：大脑的水平切面标本及冻脑剥离标本观察辨认内囊前脚、内囊后脚和内囊膝。

·联络纤维：系指联系本侧半球不同部位皮质的纤维，在冻脑剥离标本上容易观察。

·侧脑室：是大脑半球内的室腔。左、右各一。取脑室灌铸标本结合模型观察侧脑室的形态、分部及脉络丛的形态。

（三）脑和脊髓的被膜、血管

1. 脑和脊髓的被膜　脑和脊髓的被膜是相互延续的，为便于观察将其分为脊髓的被膜和脑的被膜。

（1）脊髓的被膜：取切除椎管后壁脊髓标本，逐层观察脊髓的被膜及硬膜外腔和蛛网膜下腔的位置。

（2）脑的被膜：分别与脊髓的被膜相续。

①硬脑膜：观察脑膜标本时应注意，硬脑膜虽与硬脊膜相续，但自枕骨大孔处与颅骨内面的骨膜相愈合，故无硬脑膜外腔。再观察硬脑膜形成的主要结构：大脑镰、小脑幕、硬脑膜窦（上矢状窦、下矢状窦、直窦、窦汇、横窦、乙状窦、海绵窦）。

②蛛网膜：取包有蛛网膜的整脑标本进行观察。它与软脑膜之间的腔隙，即蛛网膜下腔，在小脑和延髓之间有扩大形成的小脑延髓池。并切开上矢状窦来观察蛛网膜粒。

③软脑膜：紧贴脑的表面，不易分离。可在脑室内观察到脉络丛。

2. 脑和脊髓的血管

（1）脊髓的血管：脊髓的静脉大致与脊髓的动脉相似，在本实验内只着重观察脊髓的动脉。取脊髓的血管色素灌注标本，分别在前正中裂和后外侧沟内，辨认脊髓前、后动脉，并观察其行程。

（2）脑的血管：脑的静脉直接或间接地注入硬脑膜窦。在此重点观察脑的动脉，利用脑血管色素灌注标本观察：大脑中动脉、大脑前动脉、椎动脉、大脑后动脉、大脑动脉环、大脑中动脉的中央支。

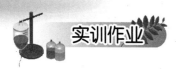

实训作业

1. 填写下列结构。

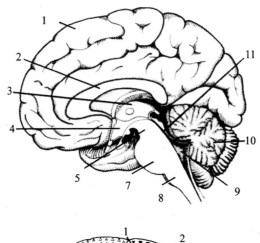

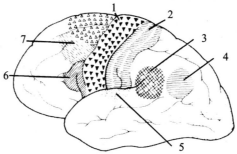

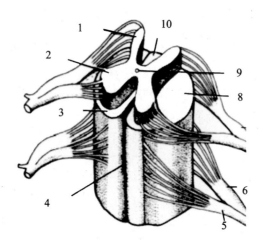

2. 写出脑脊液的产生和循环途径。

二、周围神经系统

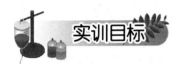
实训目标

1. 脊神经的组成和分布概况。
2. 脊神经的前根、后根和前支、后支。
3. 颈丛、臂丛、腰丛、骶丛的组成和位置及主要分支。
4. 胸神经前支的节段性分布。
5. 膈神经，肌皮神经，正中神经，尺神经，桡神经，腋神经。
6. 臀上神经、臀下神经、阴部神经、坐骨神经的位置和走行方向及分布。
7. 脑神经连脑的部位。
8. 动眼神经、滑车神经的分支和分布。
9. 三叉神经的三大分支的行程及分支。
10. 展神经的行程及分布。
11. 面神经的纤维成分、行程及主要分支及分布。
12. 舌咽神经的主要分支及分布。
13. 迷走神经的走行及喉上神经、喉返神经的走行分布和迷走神经前干和后干的分支及分布。
14. 辨认副神经、舌下神经的走行及分布。
15. 内脏神经与躯体神经的区别。
16. 白交通支和灰交通支。
17. 椎旁神经节及椎前神经节。
18. 内脏大神经、内脏小神经。
19. 交感神经、副交感神经的分布。

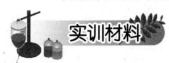
实训材料

1. 脊髓和脊神经的标本和模型。
2. 头颈和上肢肌、血管神经标本和膈神经标本。

3. 臂丛及上肢、手部神经的标本。

4. 胸神经前支的标本。

5. 腰丛及股神经、髂腹股沟神经、闭孔神经的标本。

6. 骶丛及臀上神经、臀下神经、坐骨神经、胫神经、腓总神经的标本。

7. 阴部神经标本。

8. 脑及脑干连脑神经根标本及模型。

9. 头部正中矢状切面标本。

10. 眼眶内容及神经标本。

11. 三叉神经标本和面神经标本。

12. 位听器标本及模型。

13. 舌咽神经、迷走神经、副神经、舌下神经标本。

14. 颅底标本。

15. 暴露胸、腹腔后壁及自主神经整体标本。

16. 脊髓和脊神经根、交感干、交通支模型及标本。

17. 眼眶标本、三叉神经标本和唾液腺模型示副交感神经节。

18. 内脏神经及内脏神经丛。

 实训内容与方法

（一）脊神经

在脊神经的标本上观察脊神经分布概况，自上而下计数和观察颈、胸、腰、骶和尾神经的对数，寻认他们穿出椎管的部位。

1. 颈丛 取头颈和上肢肌、血管神经标本，在胸锁乳突肌后缘的中点，寻认颈丛各皮支，并观察其行程和分布。翻开胸锁乳突肌：① 寻认颈丛，并观察其组成。② 辨认膈神经，追踪观察至颈根部。然后结合膈神经标本，观察其行程和分布，并同时注意与锁骨下血管、肺根和心包的位置关系。

2. 臂丛 利用臂丛及上肢、手部神经的标本，先在锁骨中点的后方辨认臂丛，并向上追踪至颈部观察臂丛的组成；在腋窝内观察其与腋动脉的关系。最后观察臂丛的主要分支：① 肌皮神经，在肱二头肌的深面寻认肌皮神经，并追踪观察其行程，注意其在肘窝内的浅出部位。寻认肌皮神经支配臂肌前群的肌支及前臂外侧皮神经。② 正中神经，在臂下部，肱动脉和尺神经之间，寻认粗大的正中神经。向上追踪至腋窝观察其两个根与腋动脉的位置关系；向下观察其在前臂的行程及其穿过肘窝的部位。再观察支配前臂前群肌（除尺侧腕屈肌和肱桡肌外）各肌支，支配鱼际肌（除拇收肌外）和桡侧两个蚓状肌的肌支。皮支分布在手掌桡侧半和手指掌侧 3 指半。③尺神经，在肱骨内上髁的上方，寻认尺神经，向上追踪观察其起始部位及与腋动脉的位置关系；向下观察其在前臂的行程，注意其与尺动脉的关系。在前臂寻认支配尺侧腕屈肌和指深屈肌尺侧半的肌支。在掌部寻认尺神经支配小鱼际，尺侧两个蚓状肌和骨间肌的肌支。分布手掌尺侧半及一个半手指掌侧面皮肤的皮支。手背支分布手背尺侧半和尺侧二指半皮肤的皮支。④ 桡神经，在腋动脉的后方寻查桡神经，观察桡神经的行程。注意其与桡神经沟的关系。肌支分布臂后群肌及前臂后群肌。皮支分布在上肢背面的皮肤、手背桡侧半皮肤和桡侧两个半手指背面的皮肤。⑤ 腋神经，在肱骨外科颈的后方寻查腋神经，并观察其行程。再寻查腋神经布于肩关节、三角肌和肩胛部皮肤的各分支。

3. 胸神经前支　取胸神经前支的标本观察：① 第 1 胸神经和第 12 胸神经前支分别与臂丛和腰丛的关系。② 肋间神经和肋下神经的行程，与肋间血管的关系及其分支的分布。③ 结合活体确定 T2 平对胸骨角、T4 平对乳头、T6 平对剑突、T8 平对肋弓、T10 平对脐、T12 平对脐与耻骨联合连线中点。

4. 腰丛　取腰丛及股神经、髂腹股沟神经、闭孔神经的标本，先掀开腰大肌，在其深面观察腰丛的组成，然后观察其下列分支：① 髂腹下神经和髂腹股沟神经，在肾的后方寻认上述两神经，髂腹股沟神经平行于髂腹下神经的下方，观察它们的行程和分布。② 闭孔神经，在腰大肌的内侧缘查找，穿闭膜管入大腿内收肌。③ 股神经，是腰丛的最大分支，经腰大肌外缘下降，穿过腹股沟韧带的深面至股部。再观察股神经与股血管的位置关系。各肌支分布于股四头肌、缝匠肌。皮支分布于大腿的前面，隐神经分布于小腿内侧及足背内侧。④ 生殖股神经，在腰大肌的表面寻找，观察其行程、分支和分布。

5. 骶丛　取骶丛及臀上神经、臀下神经、坐骨神经、胫神经、腓总神经的标本和阴部神经标本。在盆腔内，梨状肌的前方，先观察该丛的组成，然后观察其下列分支：① 臀上神经，在梨状肌上孔观察与其同名血管伴行分布于臀中肌、臀小肌。② 臀下神经，在梨状肌下孔观察与它同名血管伴行分布于臀大肌。③ 阴部神经，在坐骨棘的背面观察阴部神经，它出坐骨大孔，入坐骨小孔，进坐骨肛门窝，分布于肛门及会阴部。④ 坐骨神经，是全身最粗大的神经，观察坐骨神经与梨状肌的位置关系及坐骨神经的体表投影；坐骨神经在腘窝上方分为胫神经和腓总神经。胫神经，翻开小腿三头肌，观察此神经的行程、分支及分布到小腿后群肌和足底肌。腓总神经，它在腓骨头下方两横指处分为腓浅神经和腓深神经。腓浅神经分布于小腿外侧肌群和足背皮肤；腓深神经分布于小腿前肌群。

（二）脑神经

1. 运用挂图与标本相配合，统一观察第 Ⅰ～Ⅻ 对脑神经出入脑与出入颅的部位。

2. 观察第 Ⅰ～Ⅵ 对脑神经

（1）嗅神经：利用头部正中矢切面标本，在上鼻甲或鼻中隔上部观察白色的嗅丝。

（2）视神经：利用眼眶内容及神经标本，观察视神经连于眼球后极之处。

（3）动眼神经、滑车神经、展神经及三叉神经第一支：利用眼眶内容及神经标本，观察各神经所支配的眼外肌。并观察紧贴眶上壁的三叉神经第一支（眼神经）的分支。

（4）三叉神经的上颌神经、下颌神经：利用头部正中矢状切面标本，示三叉神经分支的标本。观察上颌神经行径：穿海绵窦经圆孔→翼腭窝→眶下裂→眶下壁→眶下孔后的分支（眶下神经)。观察下颌神经出卵圆孔至颞下窝及发出主要分支(耳颞神经、下牙槽神经、颊神经、舌神经)。

3. 观察第Ⅶ～Ⅻ对脑神经

(1)面神经:利用面神经标本、模型、挂图观察面神经主干的行程、分布于表情肌的五个分支、鼓索支及下颌下神经节和翼腭神经节。

(2)前庭蜗神经:主要利用位听器模型和标本,联系内耳的知识,弄清位听器与中枢核联系的关系。在一般标本上,只能看到从内耳门连于脑干的一段。

(3)舌咽神经:先利用挂图将舌咽神经的纤维成分与分支作一简要介绍,在标本上要注意观察舌咽神经与三叉神经的舌神经和舌下神经要区别开来。从位置和形态上看,舌咽神经是上述三条神经中,位置居中而比较细的一条。

(4)迷走神经:先用挂图对迷走神经的纤维成分、行程及主要分支作一简要介绍。

①观察辨认喉上神经;左、右喉返神经;食管前丛和后丛;迷走神经的前干和迷走神经的后干。

②观察迷走神经走行要点,分颈、胸、腹三段。

颈段:行于颈部血管神经鞘内,位于颈总动脉与颈内静脉之间的后方。

胸段:左、右略有不同,要注意它们与颈根部的大血管、主动脉弓、肺根和食管的关系,并注意与膈神经的区别。

腹段:左迷走神经→胃前支、肝支→胃与肝;右迷走神经→胃后支、腹腔支→腹腔神经丛→腹腔的大部分器官。

(5)副神经和舌下神经:主要根据它所支配的肌肉标本来观察两种神经的行程及分布范围。

(三)内脏神经

1. 交感神经

(1)在暴露胸、腹腔后壁及自主神经整体标本上,观察交感干的组成(椎旁节与节间支)、位置、分段和颈段的颈上、中、下神经节。

(2)在保留有脊髓、脊神经、交感干、灰白交通支和内脏大、小神经的一段胸后壁标本上,观察和讲解交感神经节前纤维的来源、行程和与节后神经元联系的三种情况。说明灰交通支随脊神经分布的情况。

(3)示教说明心丛、腹腔丛与盆丛的组成、位置与大致分布。要求同学必须在标本上看清的结构是:交感干的各段与一部分灰、白交通支;颈上、中、下神经节与一两条心支;内脏大、小神经;腹腔神经丛与腹腔神经节;主动脉肾节、肾丛;肠系膜上神经节、肠系膜上丛或其他神经丛等。

2. 副交感神经

(1)颅部的副交感神经的节前纤维都参加到相应的脑神经中,故可联系已有的脑神经知识进行复习巩固。抓住中枢核、副交感神经节和支配器官三个环节,结合有关挂图、模型和标本进行观察:动眼神经、睫状神经节;面神经、三叉神经的舌神经、翼腭神经节和下颌下神经节;舌咽神经、耳神经节、腮腺;迷走神经主干行程。

(2)骶部的副交感神经节前纤维组成盆内脏神经,以后又与交感神经的纤维交织在一起,组成盆丛、分布于降结肠以下的消化管和盆腔脏器。在神经丛的盆腔矢状切面的标本上进行观察。

3. 内脏经丛　在内脏神经标本上,逐一观察内脏神经丛,如心丛、肺丛及腹腔丛等。

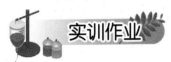
实训作业

1. 写出膈神经、正中神经、尺神经、桡神经、股神经、坐骨神经的分布范围。

2. 写出十二对脑神经出入颅的部位。

3. 写出内脏感觉的特点。

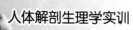

【神经系统标本观察技能考核评价标准】

班级：　　　　姓名：　　　　学号：　　　　得分：

测试项目	技能要求	分值	得分
实训准备	着装整洁,卫生习惯好 熟悉实验内容、相关知识,正确选择所需的材料及设备	5	
实训记录	正确、及时地记录实训记录	10	
实训操作	将观察的标本、模型放在实验台上 按照实验步骤进行观察,按时完成	10	
实训操作	1. 脊髓的外形; 2. 脊髓的位置; 3. 脊髓的内部结构; 4. 脑的概况; 5. 脑干的外形和内部结构; 6. 小脑的外形和内部结构; 7. 第四脑室位置和交通; 8. 丘脑和下丘脑的位置和形态; 9. 端脑的外形、分叶、主要沟回和内部结构; 10. 脑和脊髓的被膜和血管; 11. 脊神经丛的位置、组成和主要分支、分布; 12. 胸神经前支分布的节段性; 13. 脑神经的组成、出入颅的部位和分布; 14. 交感神经的低级中枢、周围神经节和分布概况; 15. 副交感神经的低级中枢、周围神经节和分布概况; 16. 内脏神经丛	60	
清场	按要求清洁实验台,摆放好所用标本和模型	5	
实训报告	按时完成实验报告和作业题	10	
合计		100	

（褚世居）

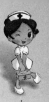

参考文献

[1] 柏树令. 系统解剖学. 第 7 版. 北京：人民卫生出版社, 2008

[2] 马永贵. 人体解剖学和组织胚胎学. 第 1 版. 武汉：华中科技大学出版社, 2013

[3] 邹仲之. 组织学与胚胎学. 第 7 版. 北京：人民卫生出版社, 2008

[4] 褚世居. 正常人体结构. 第 3 版. 郑州：河南科技出版社, 2012

[5] 吴在德. 外科学. 第 7 版. 北京：人民卫生出版社, 2008

[6] 朱大年. 生理学. 第 7 版. 北京：人民卫生出版社, 2008

[7] 窦肇华. 正常人体结构. 第 2 版北京：人民卫生出版社, 2009

[8] 刘文庆. 系统解剖学与组织胚胎学. 第 2 版. 北京：人民卫生出版社, 2010

[9] 苏传怀. 人体解剖学. 第 2 版. 南京：东南大学出版社, 2011

[10] 牟兆新. 组织学与胚胎学. 第 2 版. 北京：人民军医出版社, 2011

[11] 杨壮来. 人体解剖学. 第 2 版. 北京：人民军医出版社, 2011

[12] 季常新. 人体解剖生理学. 第 2 版. 北京：科学出版社, 2009

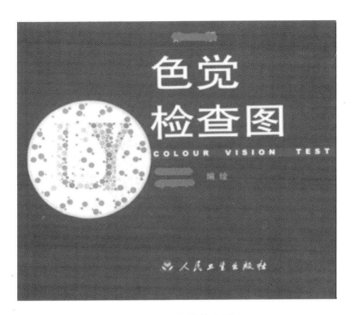

图 14－4　色觉检查图

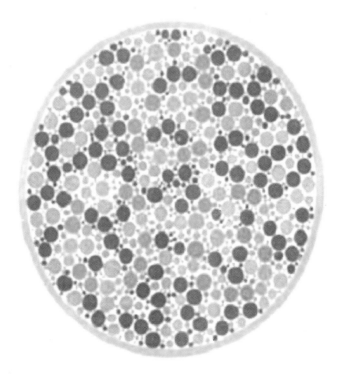

图 14－5　色觉示教图

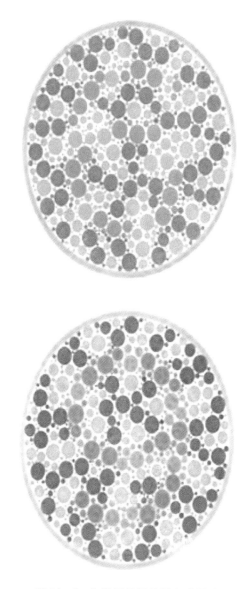

图 14-6 色觉图显示的数字或图形